U0385459

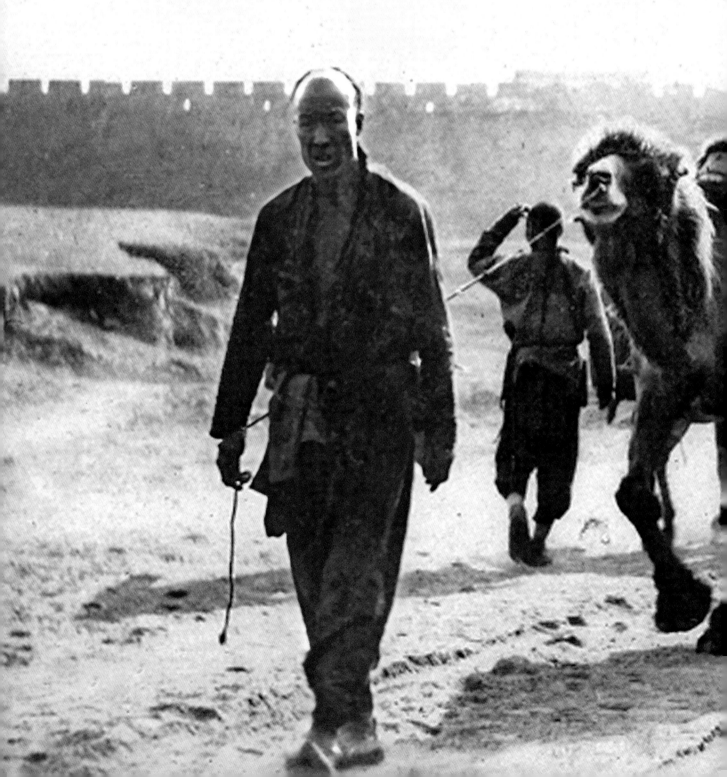

行进在西直门外的骆驼运输队（摄于 1929 年）

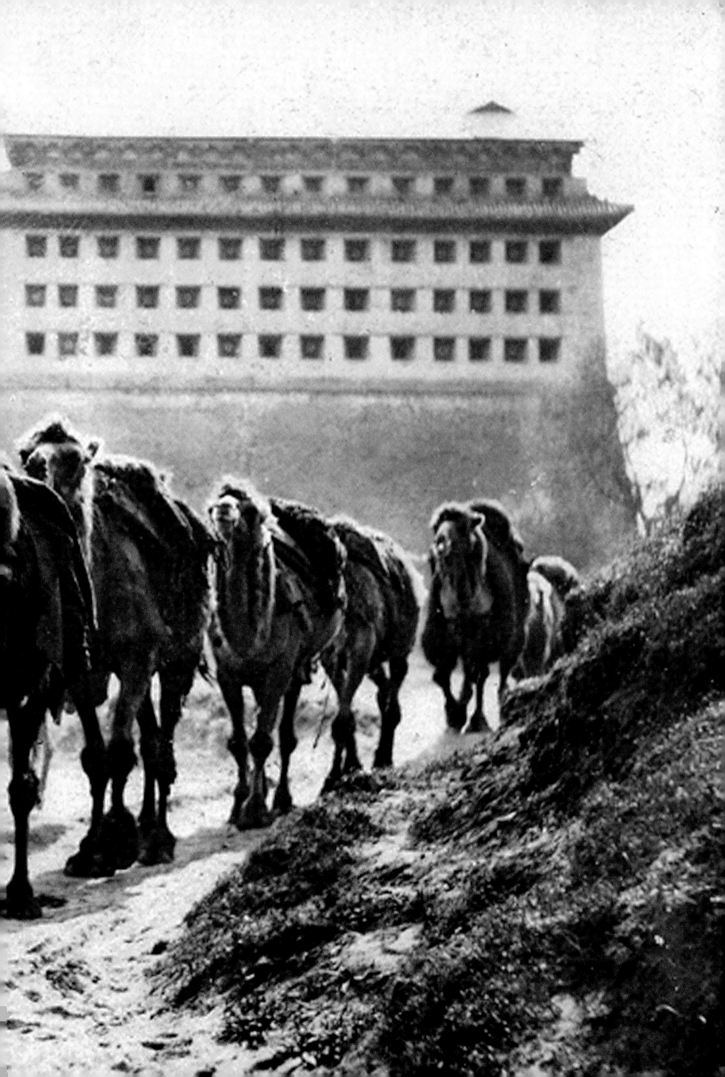

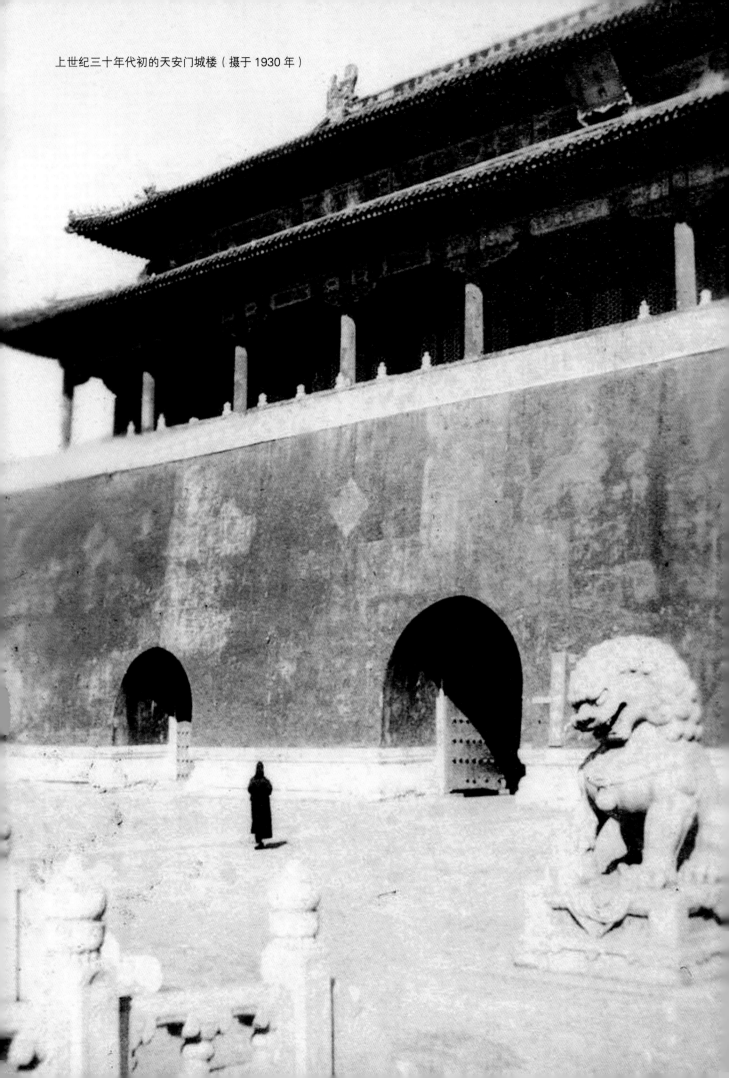

上世纪三十年代初的天安门城楼（摄于 1930 年）

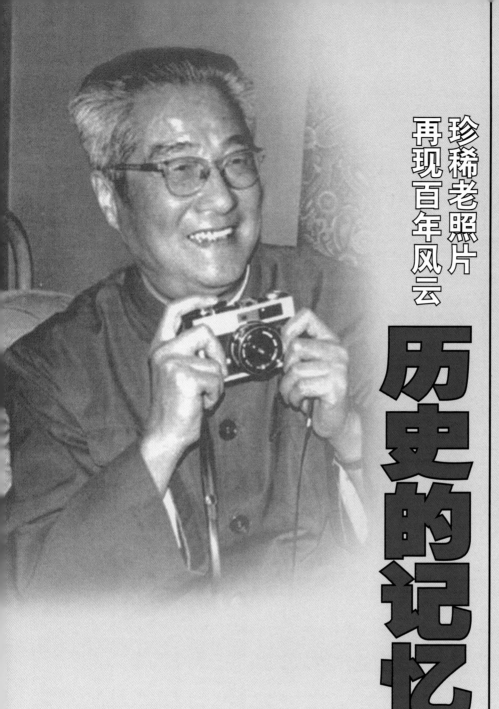

珍稀老照片
再现百年风云

良友、时代画报第一代记者民国掠影
中国医学摄影奠基人开拓者扛鼎之作

历史的记忆

中国协和医科大学出版社

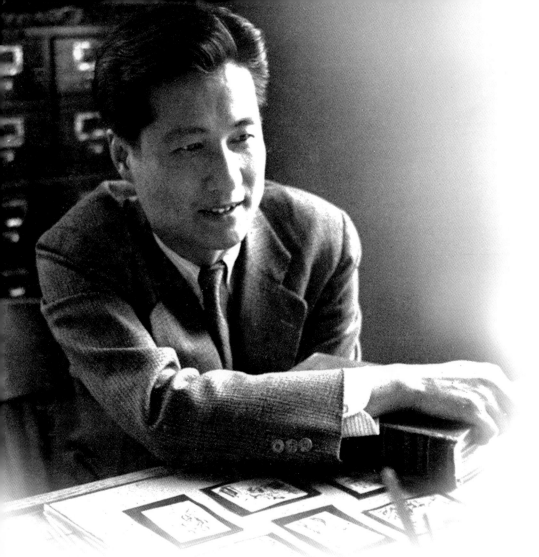

中国医学摄影的奠基人、开拓者蒋汉澄先生（摄于1940年）

目次

前言……………………… 7

故都皇苑……………………… 8

故都风情……………………… 50

屐痕处处……………………… 92

西风渐进……………………… 106

西洋东洋……………………… 122

医学摄影及绘图……………… 166

他用镜头留住了历史……… 177

蒋汉澄先生年表……………… 180

后记……………………… 182

前言

古今中外，举凡朝代更迭，必有鼎新革故局面的出现。或昙花一现，或绵延数年、数十年。故春秋《左传》即有"其兴也勃焉"之论断。

1911 年的辛亥革命，与饥民造反的李自成、扶清灭洋的义和团截然不同：推翻满清王朝，不是换朝代不是换皇帝，而是以民主选举、共和体制取而代之，并使其成为不可逆转的历史洪流。即使强权如袁世凯、张勋者，也会在接受了民主共和洗礼的亿万人民面前，摧枯拉朽般迅速土崩瓦解。从"五四"新文化运动，到"七七事变"的卢沟桥抗战这一历史阶段，渴望民主自由、期盼国富民强的中国人，兴教育、办实业、建医院、剪辫子、废缠足，破旧立新，移风易俗，开一代新风，是中华民族复兴史中"其兴也勃焉"的最辉煌的典范。

去年，海峡两岸隆重纪念辛亥革命一百周年。开始擦拭历史浮尘的中国人，一再发现我们曾有过那样可圈可点的历史、可歌可泣的志士仁人。往事并不如烟。特别是继钱学森之后，全社会呼唤"大师"的时候，蓦然回首：当年"大师"曾经如云，而且从来没有走远。今天，无论走进图书大厦，还是进入网站，官方的、坊间的作品多多，口径尺寸悬殊，读者不免迷惘。历史不应当是设计师装扮起来的小姑娘。当年的照片即使斑驳陆离，可能更接近于真实、更便于今人探究、找寻……

因此，我们要特别感谢蒋汉澄先生。从 1920 年他端起照相机开始，出于对摄影艺术的热爱，加之职业便利使其辗转全国各地，因此视野开阔内容丰富。作为第一代的摄影家，他曾是民国初年国内著名的《时代》杂志、《良友画报》、《世界画报》的兼职记者，第一代中国摄影家组织的创办人。他用照相机诠释着对祖国人民、锦绣山河的挚爱，为我们留下了不可复制的历史画卷。他还曾有机会赴美学习一年，并在回国途中在日本短暂停留。匆匆采撷的异国风情，不仅记录了当年留学东西洋的学子们的心路历程，也可为我们探究八十年前的东西方列强的模样，提供了难得的历史资料。

蒋汉澄先生还是中国医学摄影的奠基人、开拓者。1933 年，他舍弃了邮电工程师的"金饭碗"，来到北京协和医学院从事医学绘图工作。由此，他的美术、摄影才能找到用武之地。1935 年初，北京协和医学院选派他到美国霍普金斯大学医用美术系学习医学绘图。回国后，他受命组建医学摄影和医学绘图室，并将这一新兴学科培育壮大。原全国人大副委员长、协和老校长吴阶平称他为：中国医学摄影创始人。

1868 年马克思在写给恩格斯的信中说："在人类历史上存在着和古生物学一样的情形，由于某种判断的盲目，甚至最杰出的人物也会看不到眼前的事物。后来到了一定的时候人们就惊奇地发现，以前没有看到的东西现在到处都露出自己的痕迹……于是他们在最旧的东西中惊奇地发现了最新的东西。"

我们回顾历史是为了我们更加美好的未来。她会修正我们前进的航标，启迪我们发展、创新、前进，否则将成为无源之水无本之木。

蒋汉澄先生，1900 年生于苏州，1989 年病逝于北京。

我们感谢他为后人留下了丰厚的精神财富，因此我们应当永远记住他。

明坡　二〇一三年二月

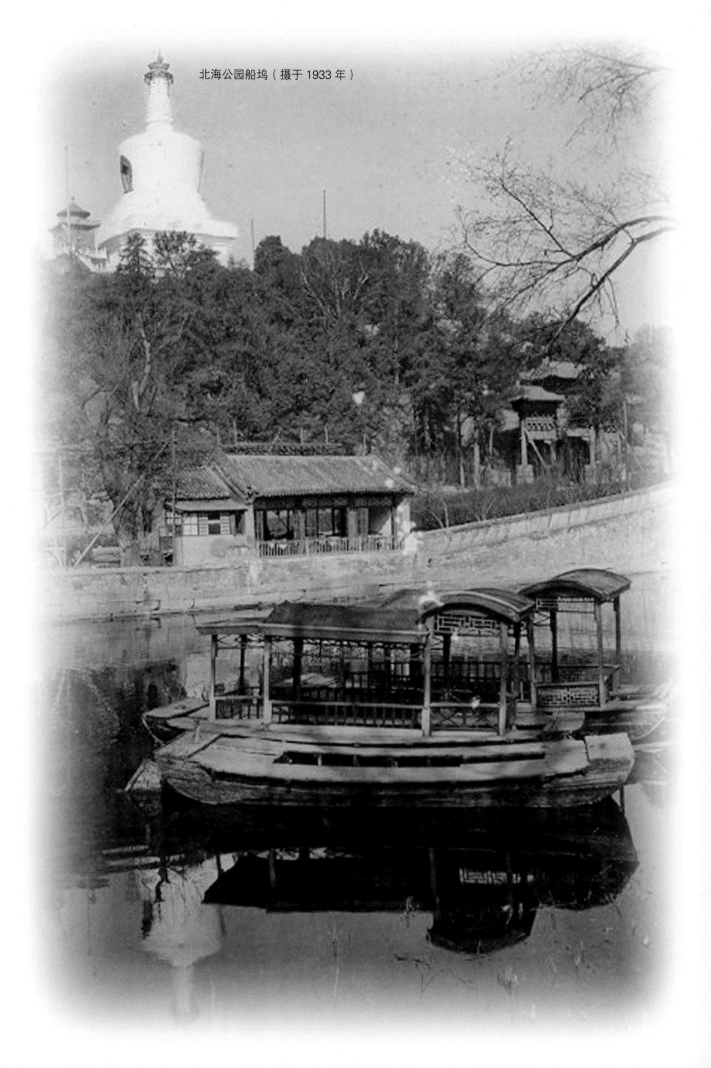

北海公园船坞（摄于 1933 年）

故都皇苑

○ 天安门
○ 故宫 太庙
○ 北海
○ 中南海
○ 颐和园
○ 圆明园
○ 逝去的古建

　　从元大都到明清两代，历经八百年形成以紫禁城为中心的北京城，体现着农耕时代封建王权思想的园林建筑，至清末达到了集大成之规模。计有：代表皇权的紫禁城即今日的故宫，祭拜天地日月的天坛、地坛、日坛、月坛，祭祀社稷和祖宗的社稷坛、太庙，即今日的中山公园和劳动人民文化宫。还有汇聚天下美景的皇家园林：北海、中海、南海、圆明园和颐和园。然而，这些集天下能工巧匠、耗全国民脂民膏、美妙绝伦的园林建筑，在辛亥革命之前仅供满清皇家独享，平民不得踏入半步。

　　1924年，具有民主思想的冯玉祥将军，趁第二次直奉战争之机，临阵倒戈，挥师北京。不仅推翻了直系军阀政府，并将盘踞在紫禁城里的退位皇帝溥仪赶了出去。由此，从皇宫到皇家园林，全部向大众开放。

　　蒋汉澄先生用照相机记录了当时的皇宫和皇家园林景象，以及那时平民百姓的衣着打扮、神态神情。细细品味，意味无穷。

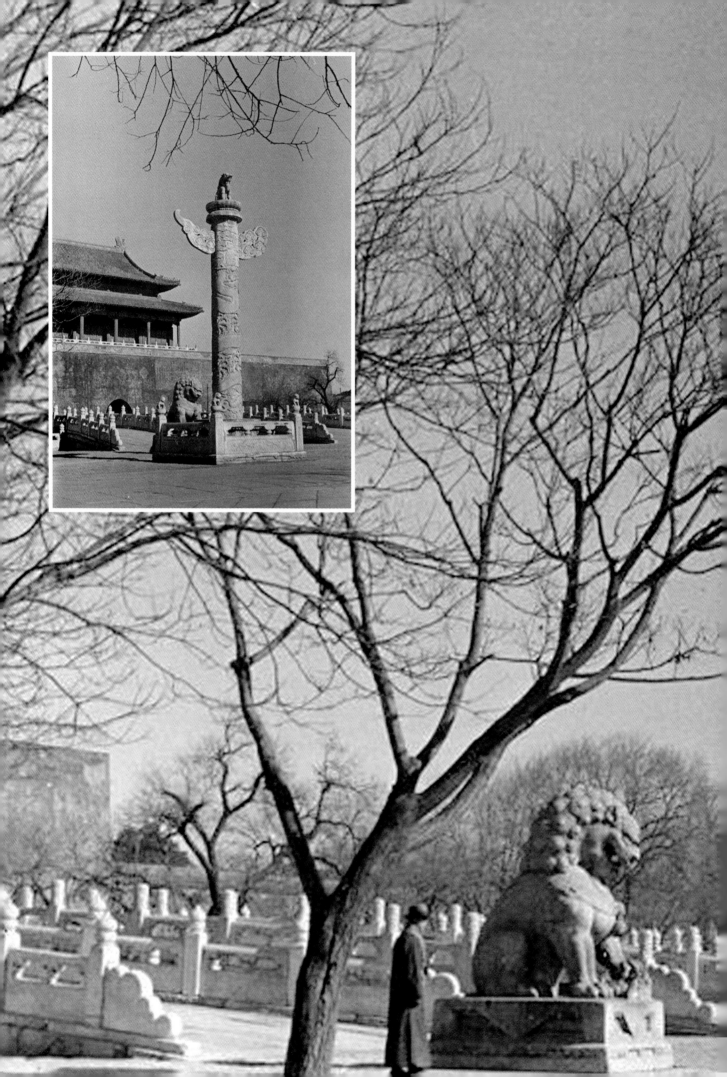

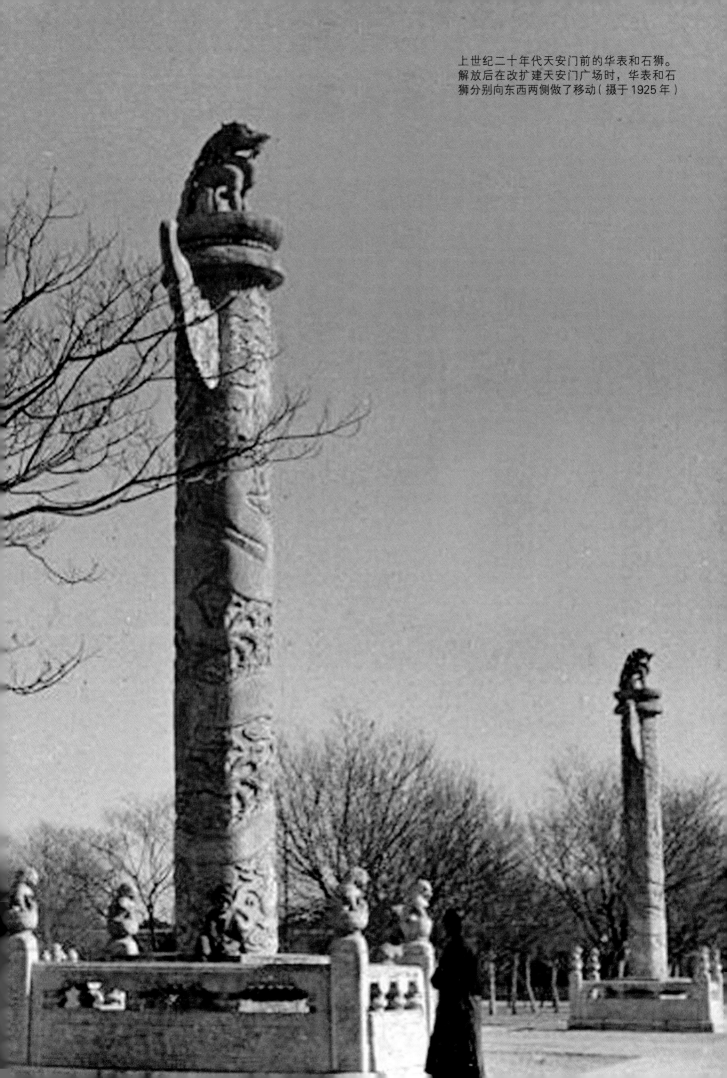

上世纪二十年代天安门前的华表和石狮。解放后在改扩建天安门广场时，华表和石狮分别向东西两侧做了移动（摄于 1925 年）

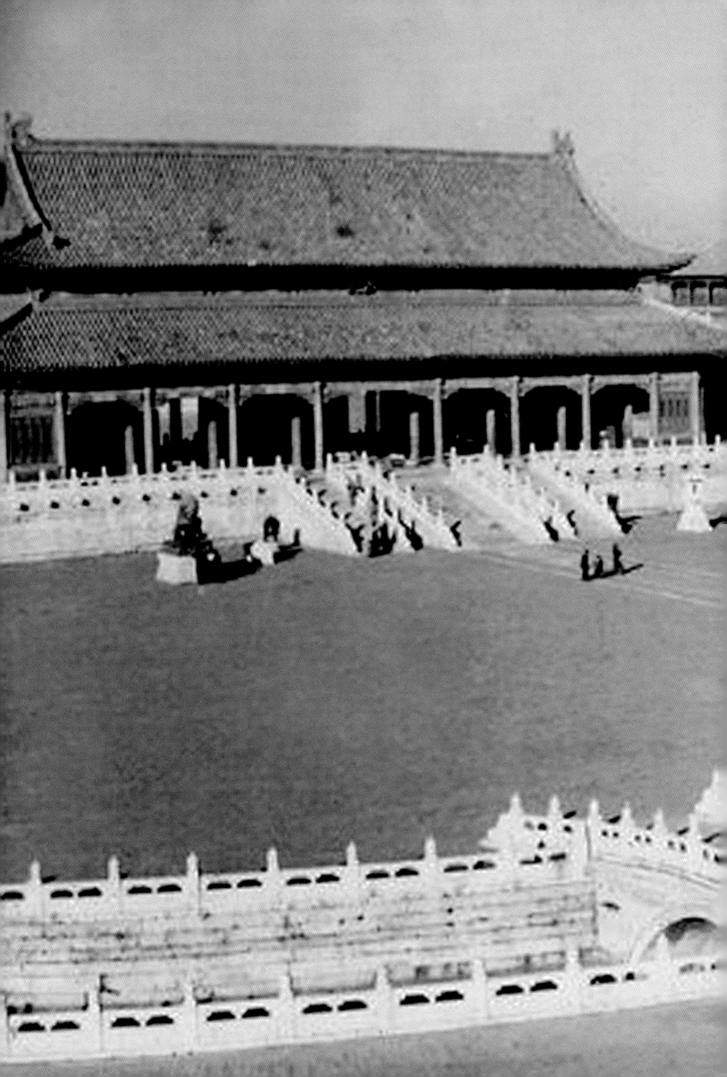

故宫太和殿，上世纪三十年代的平民百姓，
已可漫步于昔日皇权象征之地（摄于1930年）

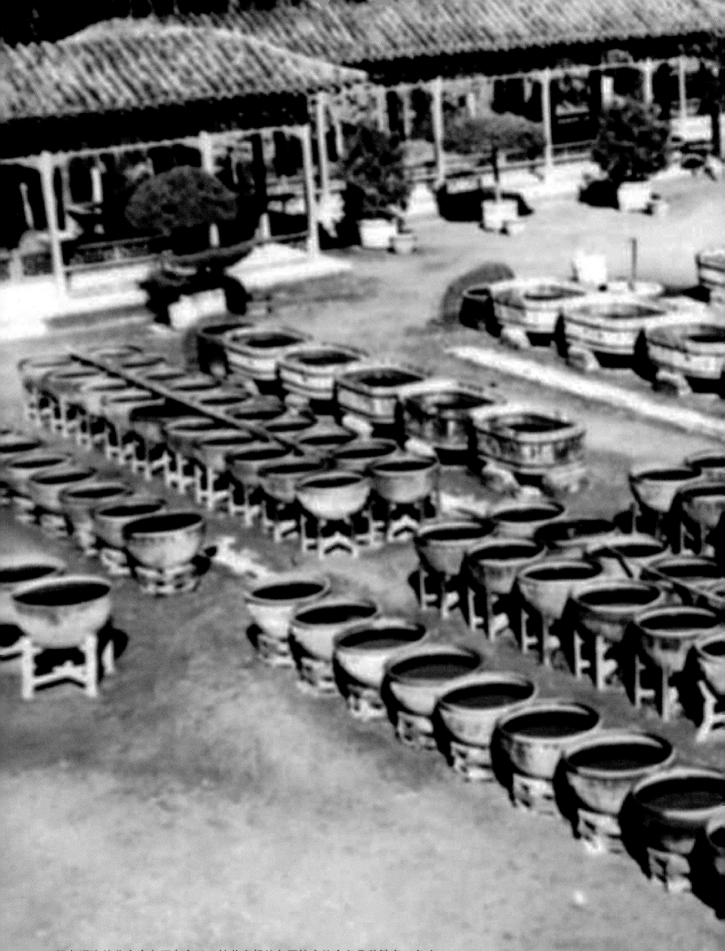

闻名遐迩的北京金鱼源自宫廷，技艺高超的鱼匠培育的金鱼品种繁多，争奇斗艳。他们将金鱼养在有支架的大木盆或大缸之中，每盆或每缸为一种金鱼供人观赏，成为中央公园一景。右下角为盛夏时防晒的盖帘（摄于1930年）

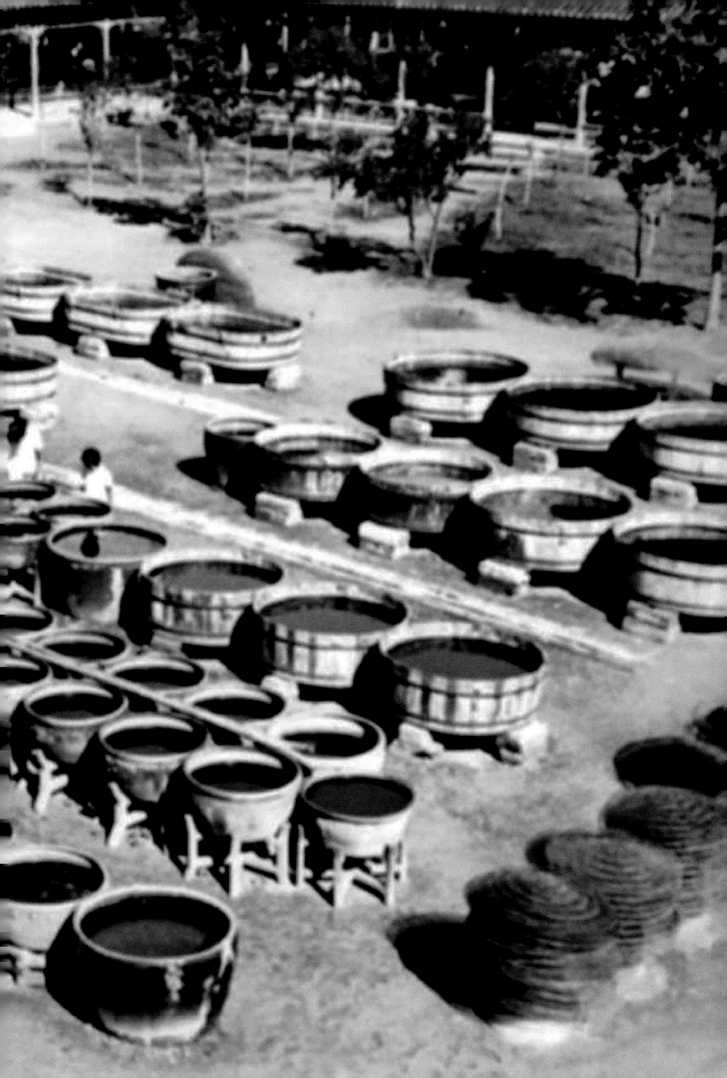

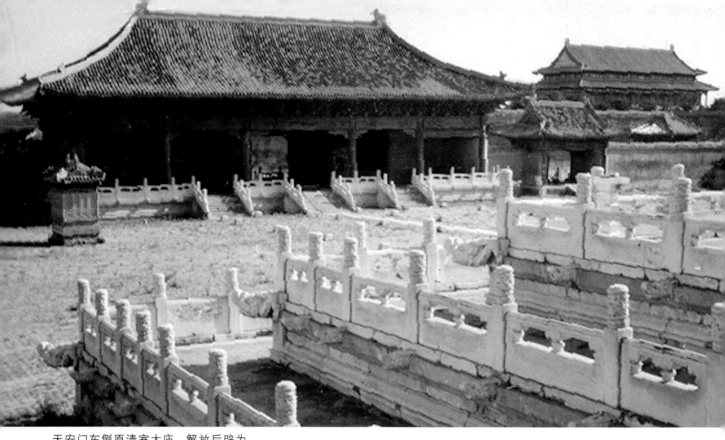

天安门东侧原清室太庙，解放后辟为
北京市劳动人民文化宫（摄于1938年）

上世纪二十年代，国立历史博物馆始建于故宫。照片上的午门
墙上依稀可见"国立历史博物馆"上下两排大字（摄于1928年）

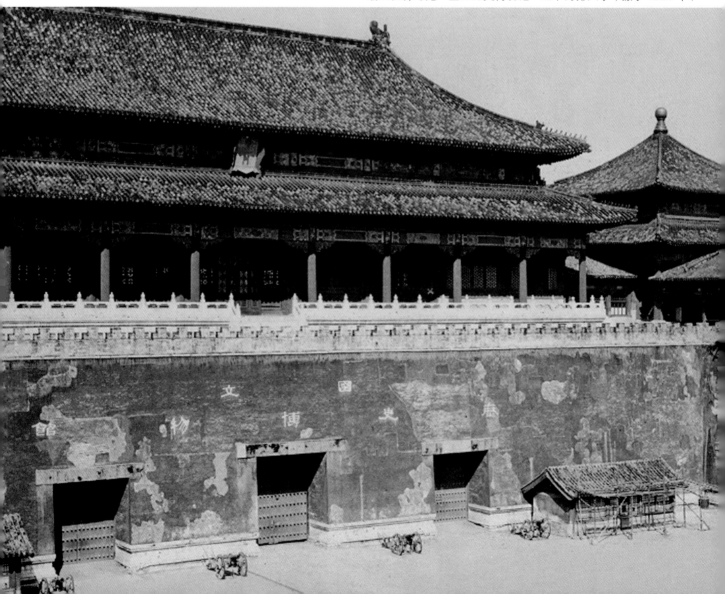

故宫御花园一角（摄于 1929 年）

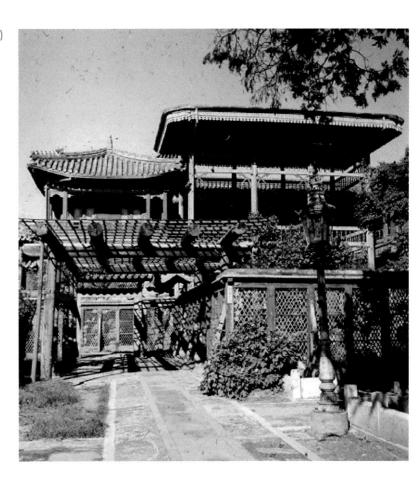

上世纪三十年代的故宫西华门（摄于 1938 年）

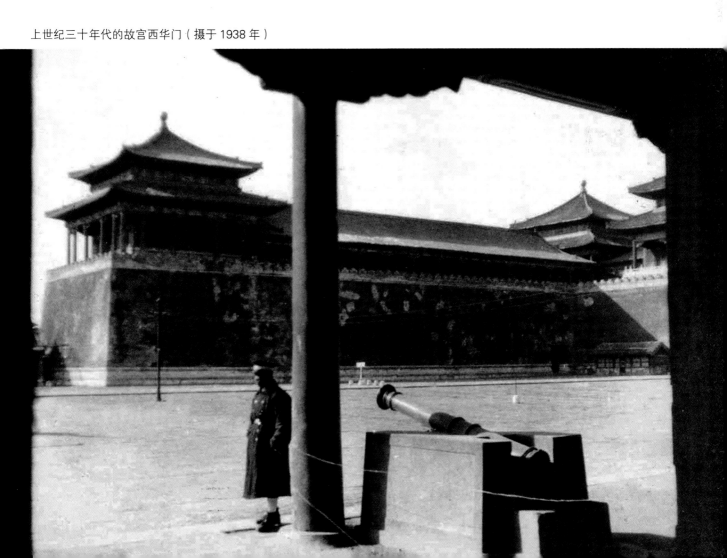

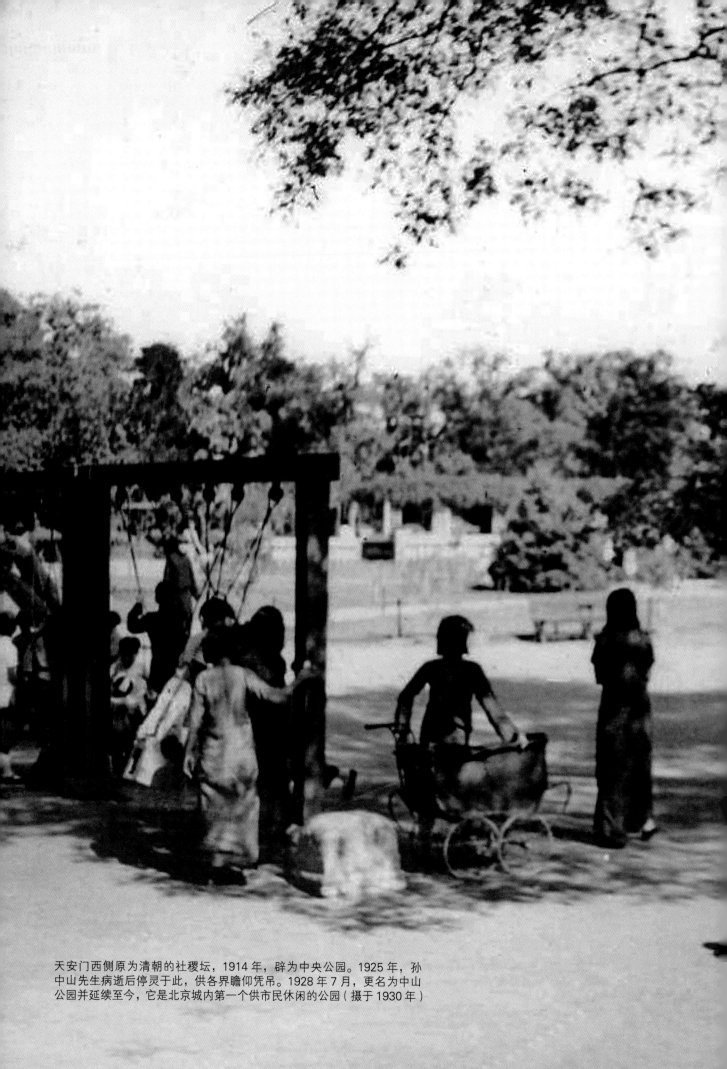

天安门西侧原为清朝的社稷坛，1914年，辟为中央公园。1925年，孙
中山先生病逝后停灵于此，供各界瞻仰凭吊。1928年7月，更名为中山
公园并延续至今，它是北京城内第一个供市民休闲的公园（摄于1930年）

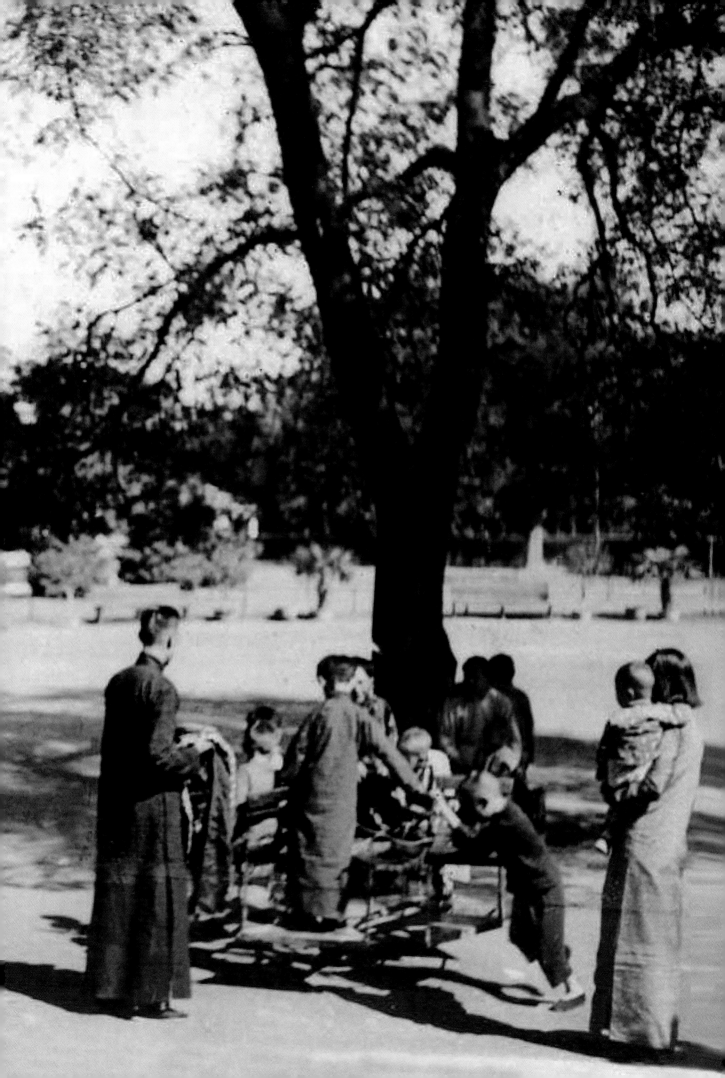

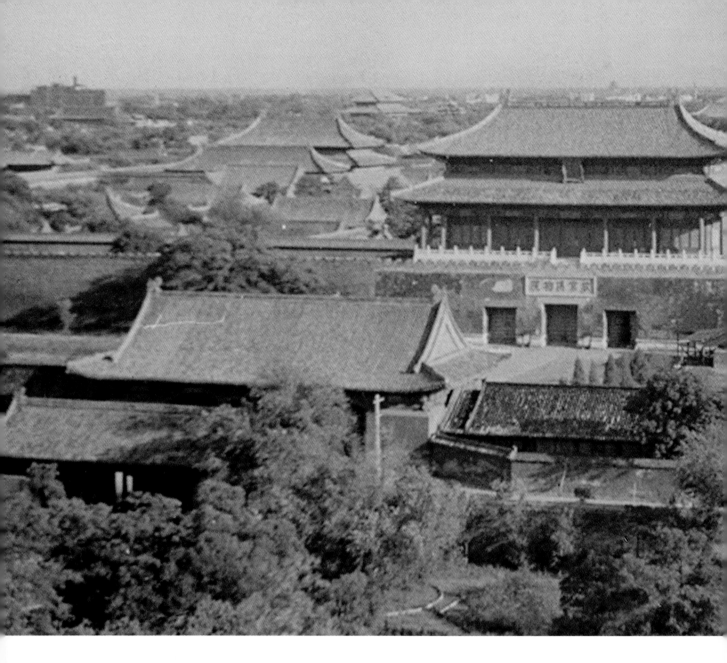

民国时代的中山公园茶座，最负盛名的是"来今雨轩"，为京城名人
雅士聚会之所。每当风和日丽之日，古柏下品茗者不乏鼎鼎大名之士。
鲁迅先生多次来此品茗会友，有记载的就有八十余次（摄于1947年）

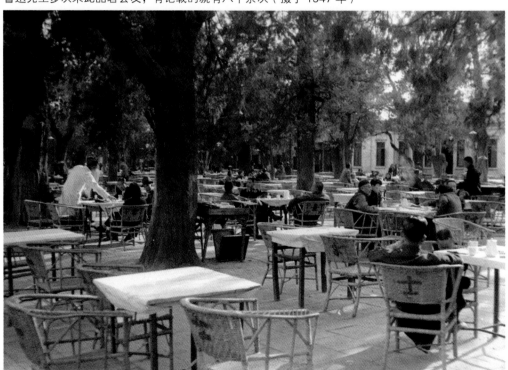

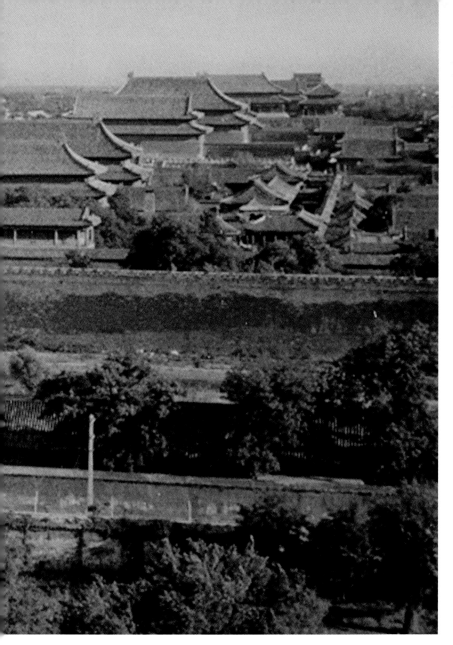

神武门为故宫北大门。北京故宫博物院始建于1925年，照片上牌匾题字为清室善后委员会主任李煜瀛所书，今天我们所见的故宫博物院匾额是郭沫若题字（摄于1941年）

民国时代的中山公园长廊（摄于1937年）

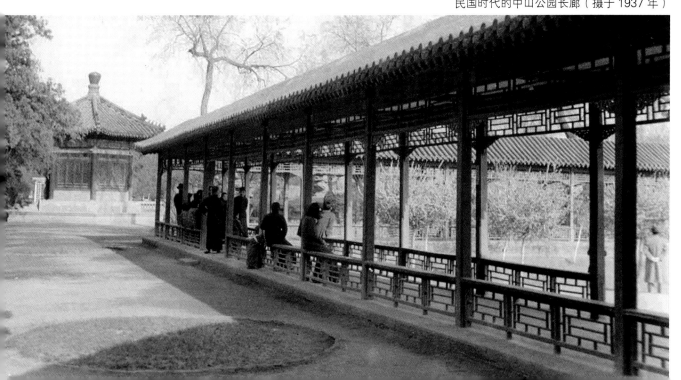

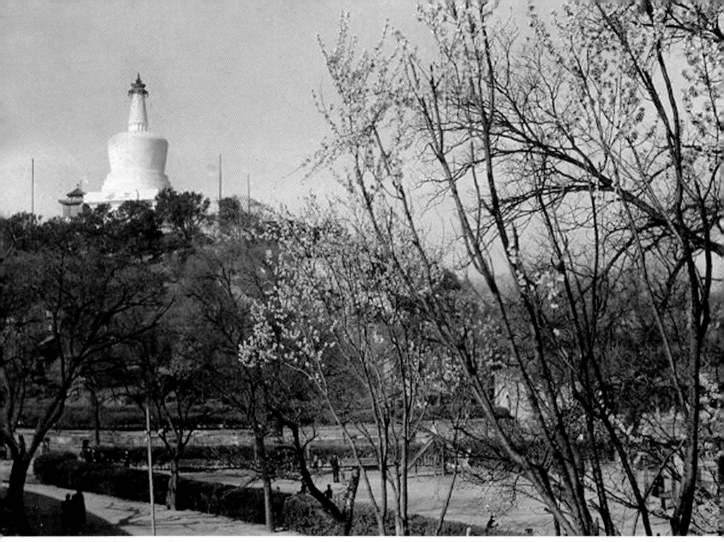

春到北海（摄于 1933 年）

北海远眺（摄于 1934 年）

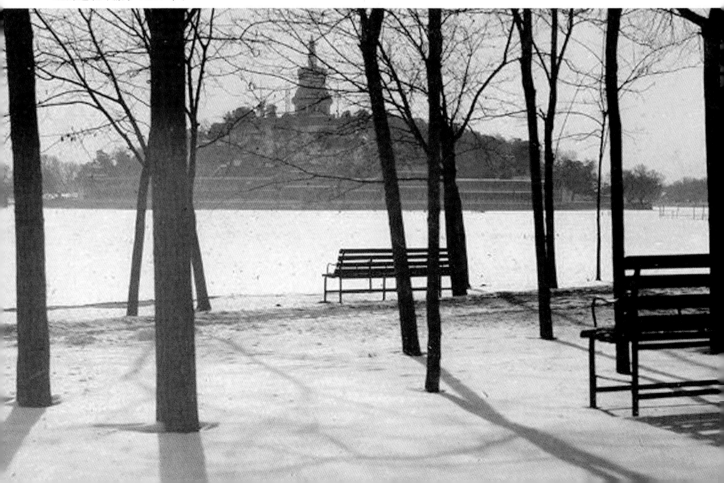

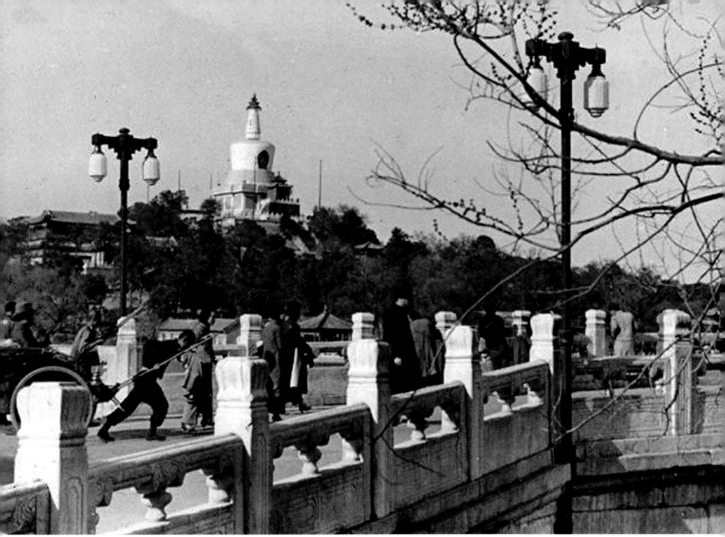

到北海了（摄于 1936 年）

北海公园一角（摄于 1934 年）

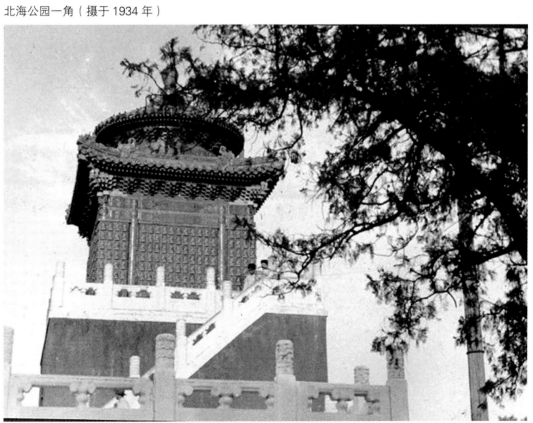

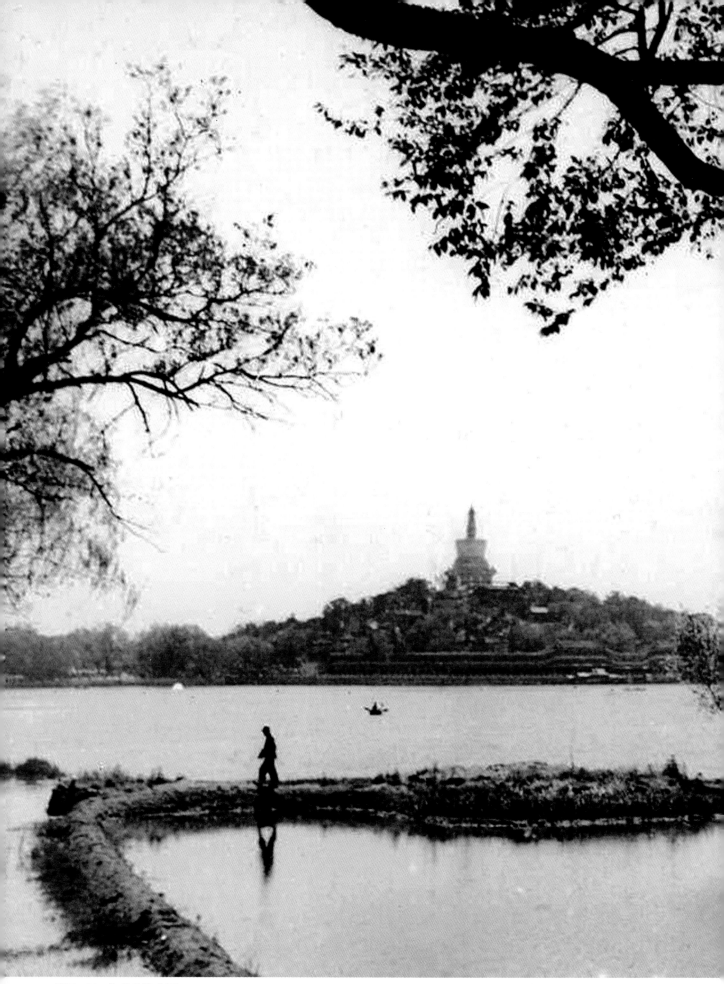

摄于 1924 年的北海公园

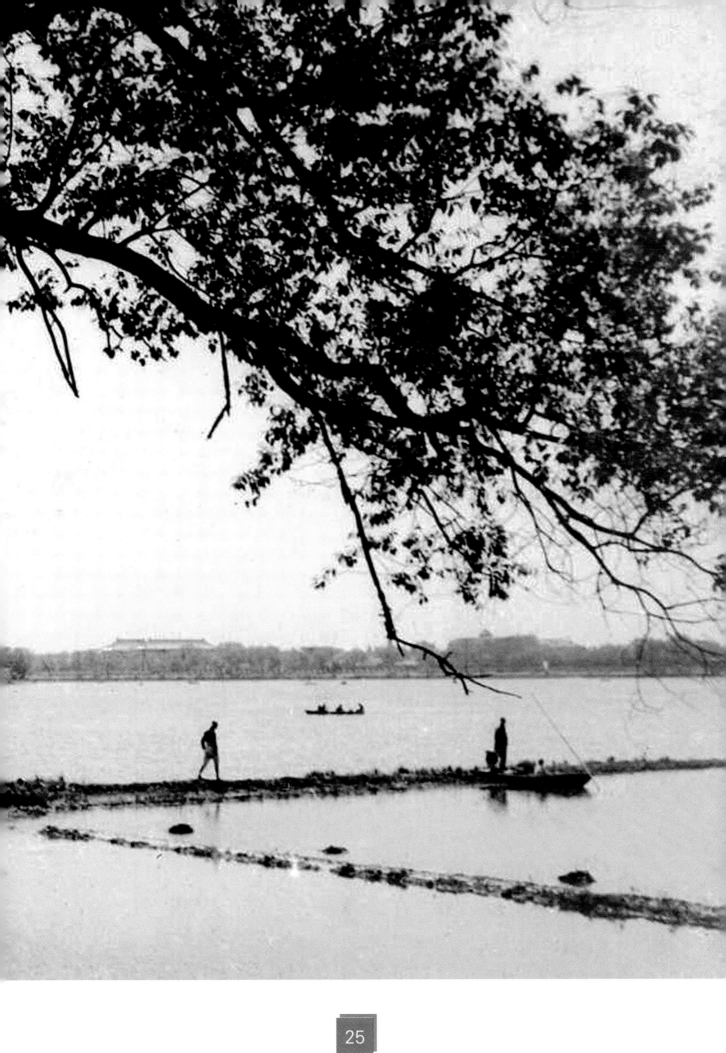

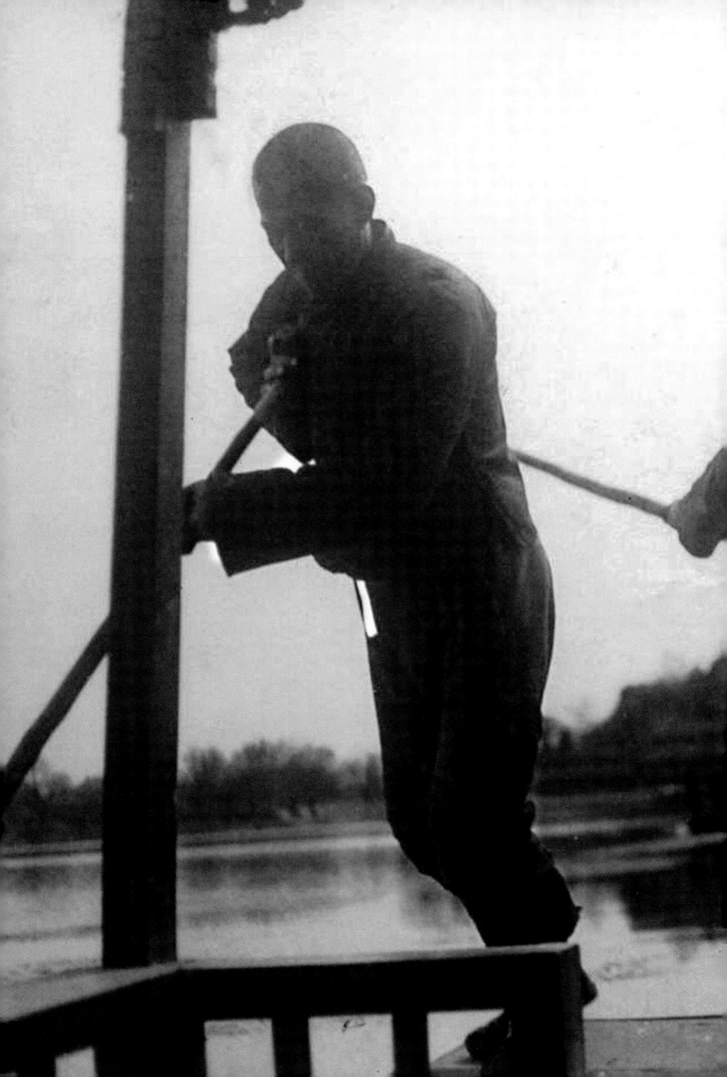

北海船夫（摄于 1930 年）

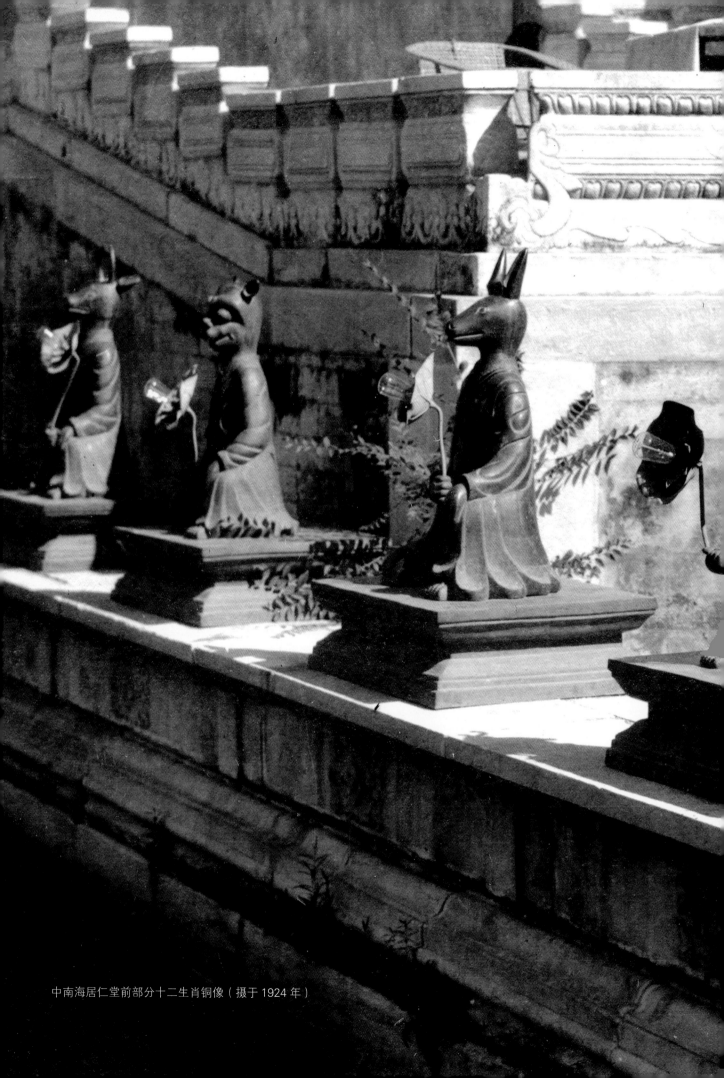

中南海居仁堂前部分十二生肖铜像（摄于 1924 年）

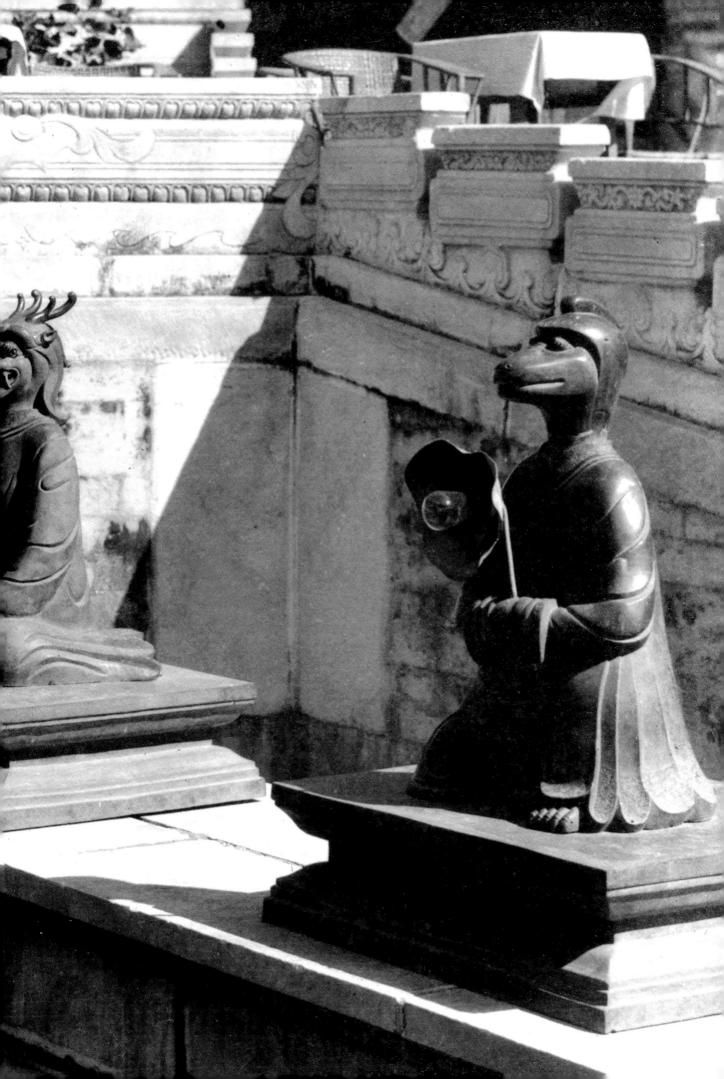

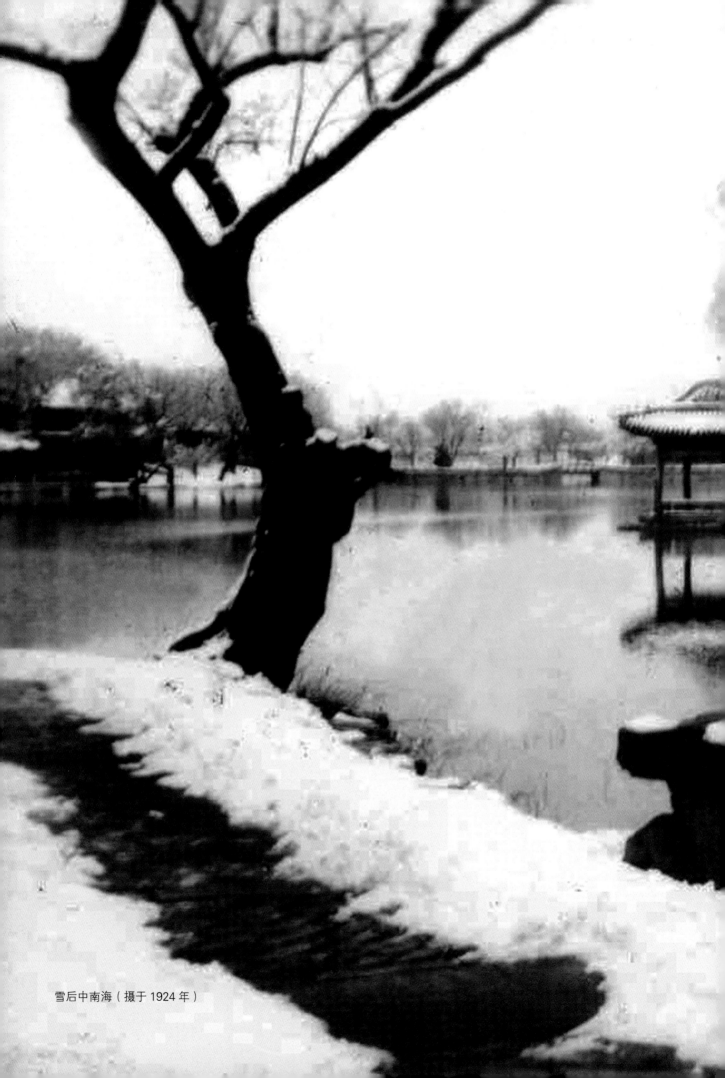

雪后中南海（摄于 1924 年）

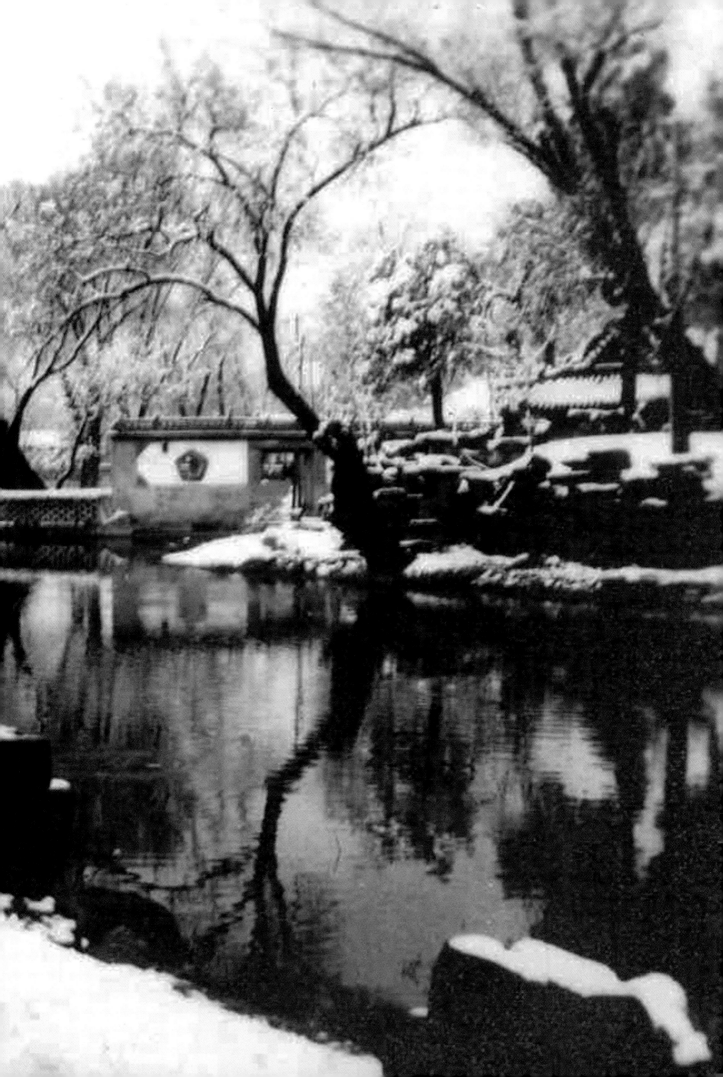

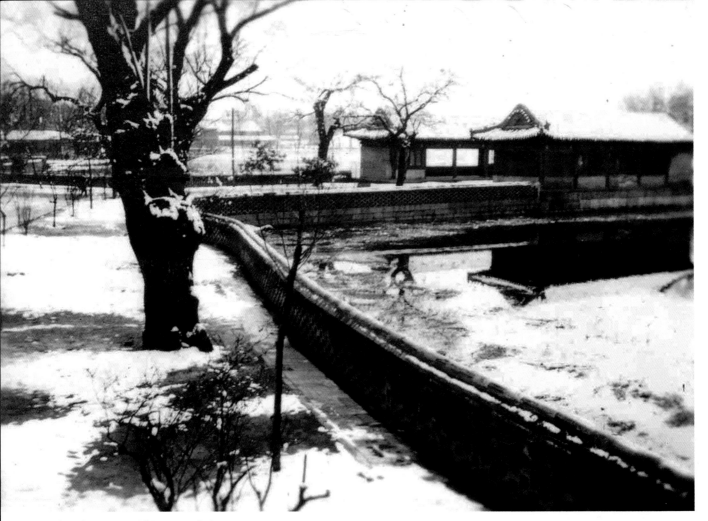

中南海雪景之一（摄于1924年）

中南海雪景之二（摄于1924年）

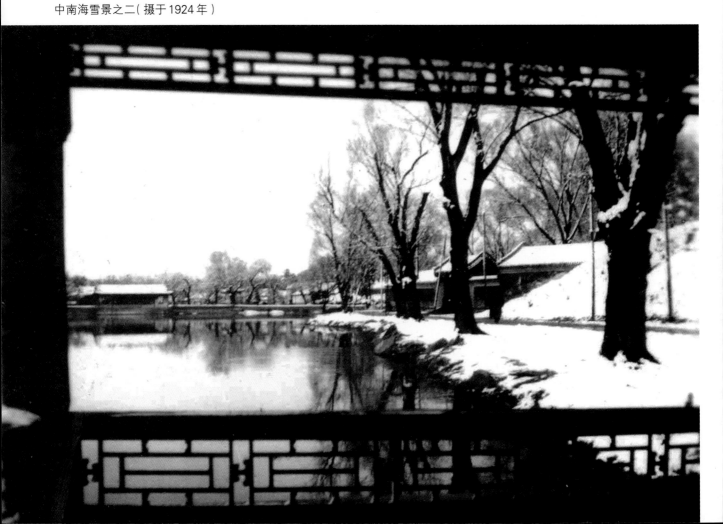

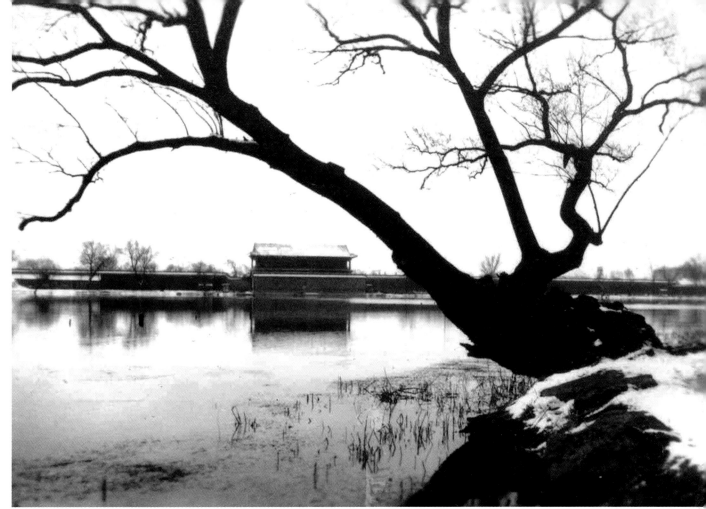

中南海雪景之三（摄于1924年）

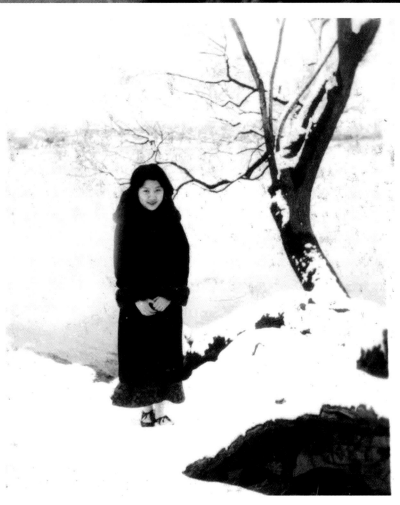

中南海雪景中留影（摄于1924年）

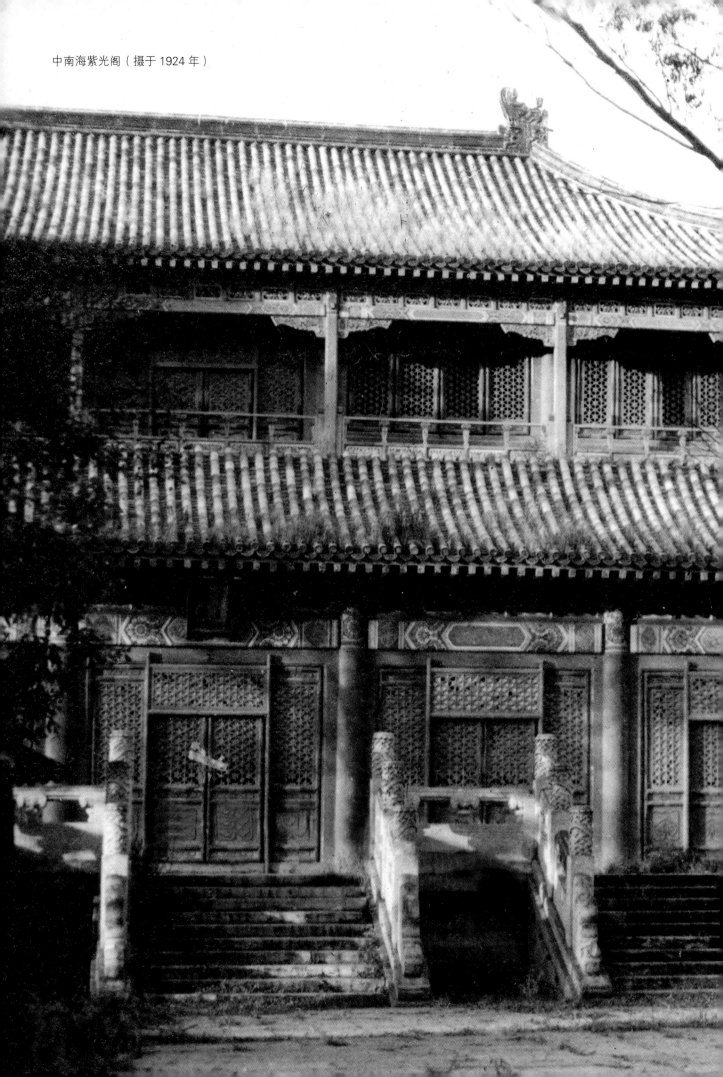

中南海紫光阁（摄于 1924 年）

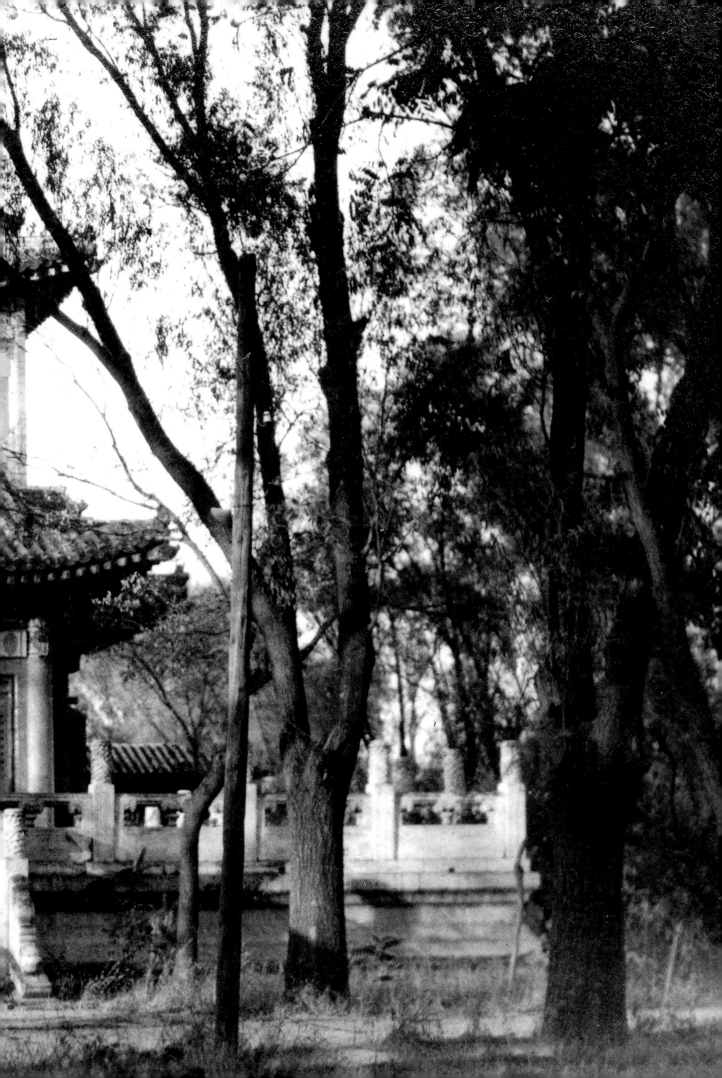

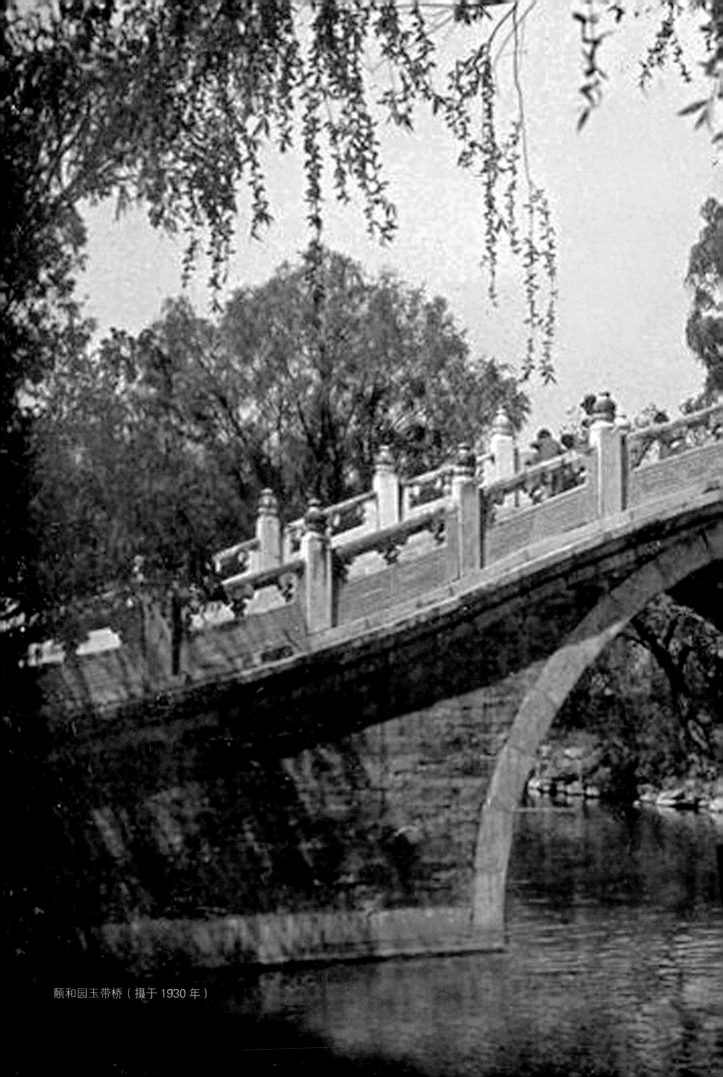

颐和园玉带桥（摄于 1930 年）

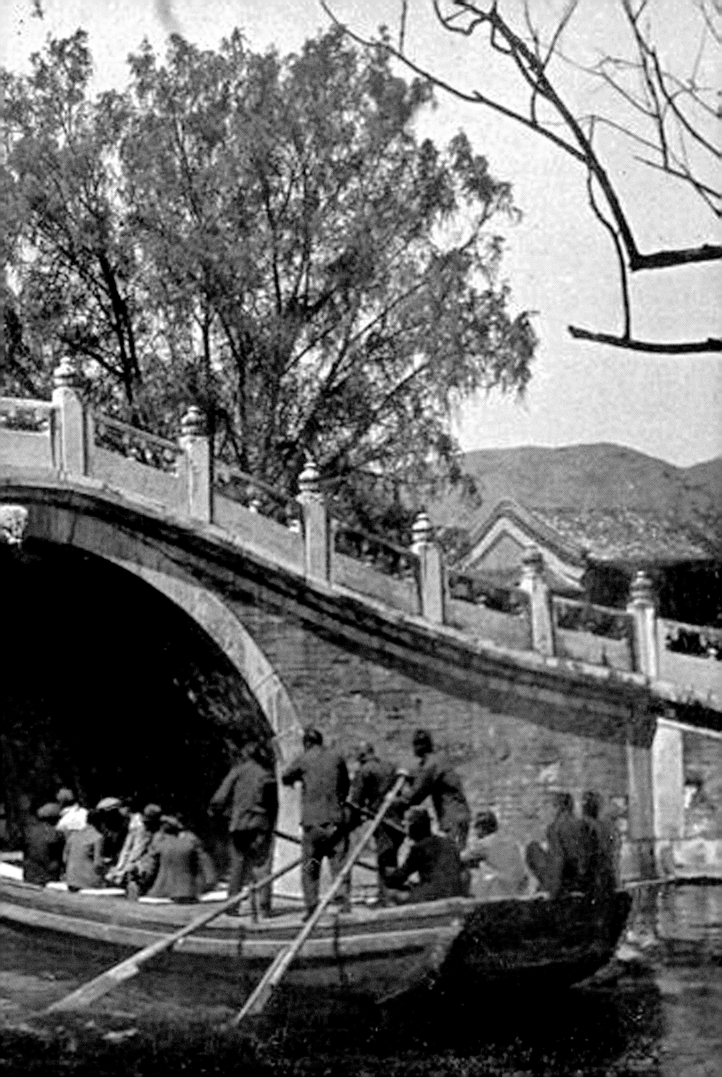

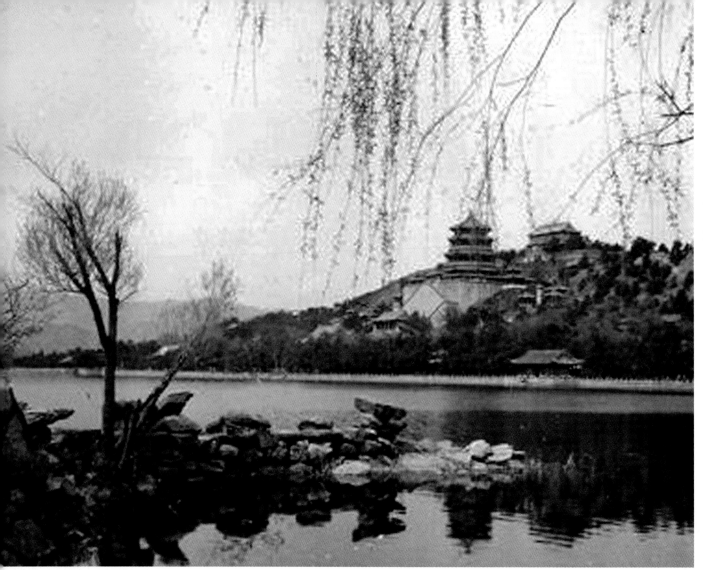

远眺颐和园佛香阁（摄于 1930 年）

颐和园十七孔桥（摄于 1932 年）

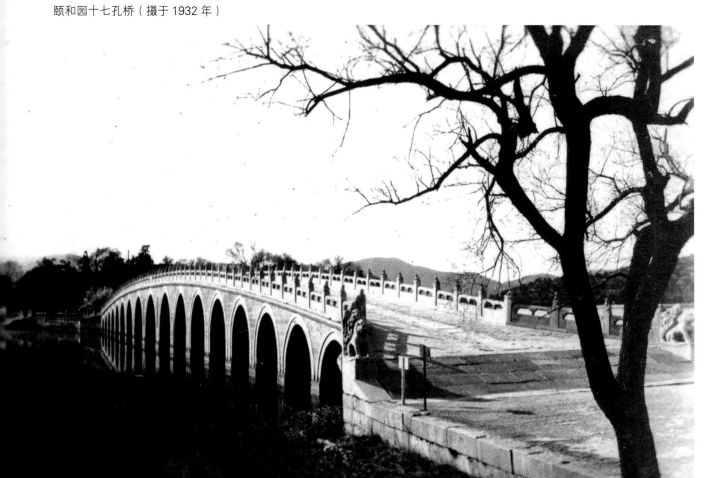

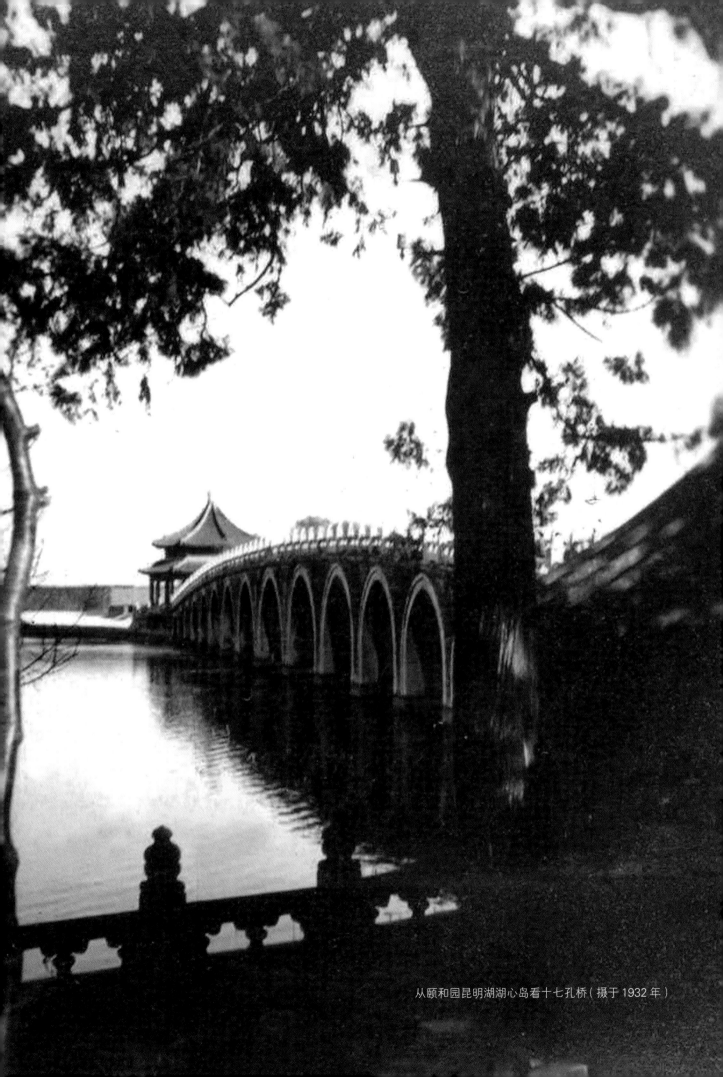

从颐和园昆明湖湖心岛看十七孔桥（摄于 1932 年）

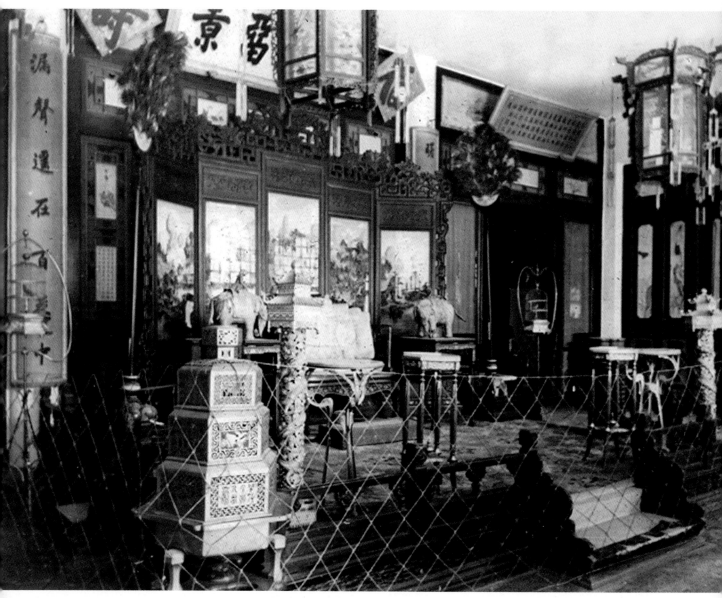

颐和园玉澜堂（摄于1924年）

　　玉澜堂是一座三合院式的建筑，正殿玉澜堂坐北朝南，东配殿霞芬室，西配殿藕香榭。三个殿堂原先均有后门，东殿可到仁寿殿，西殿可到湖畔码头，正殿后门直对宜芸馆。"戊戌变法"失败后，光绪曾囚禁于此处。当时为防止光绪与外界接触，曾砌了多道墙壁，今虽大部分拆除，但仍能见到痕迹。玉澜堂在乾隆时是皇帝的一座书堂，殿内陈设大都是乾隆时制品，御案后紫檀木屏风很有特色，画面立体感很强。宝座、御案、香几等均为浅色沉香木和深色紫檀木制成，极为珍贵。

颐和园仁寿殿位于东官门内，是园内最重要的政治活动场所。清乾隆时名勤政殿，于光绪十六年(1890年)重建，是慈禧、光绪坐朝听政的大殿。仁寿殿取《论语》中"仁者寿"句，意即施仁政者长寿，用于标榜慈禧。殿内陈设极其奢华。有紫檀木雕成的九龙宝座，座后有用孔雀羽毛编的掌扇和刻有二百余个不同写法的"寿"字屏风。殿内还陈设许多宝石花篮，有一米多高，各种花朵都是用宝石雕琢而成的。蒋汉澄先生拍摄时刚刚对平民开放，物品与摆放位置与当年无异。

颐和园仁寿殿（摄于1924年）

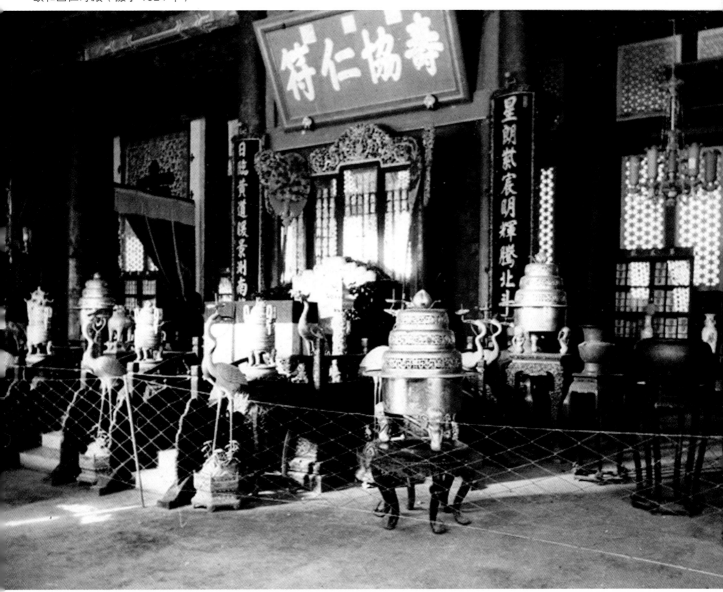

大高玄殿位于北海公园之东，景山之西。它是明清时期最大、且保存最完好的唯一一座皇家道观。它始建于嘉靖二十一年（1542年），始作俑者为酷好道教、祈求长生的明朝嘉靖皇帝。清朝时，大高玄殿为避讳清圣祖的名，后改为"大高元殿"。1900年，八国联军侵华曾一度为法军军营，殿内大量佛像、法器、经卷被盗。1924年，冯玉祥驱逐溥仪出故宫后，其归故宫博物院所有。今天经过景山前街时，依然可见大高玄殿正南的三座琉璃随墙门，即老北京人所说的三座门。1956年之前，"三座门"前的

东西各有一座四柱三间九楼（九个屋檐）的大牌坊，上嵌汉白玉石匾，双面都有题词。东牌坊正面题"孔绥皇祚"，背面题"先天明境"。西牌坊正面题"弘佑天民"，背面题"太极仙林"，相传是严嵩的书法。在东西牌坊之间，还有两座形似紫禁城角楼、被称为"九梁十八柱"的木阁，东阁称"阳真阁"，

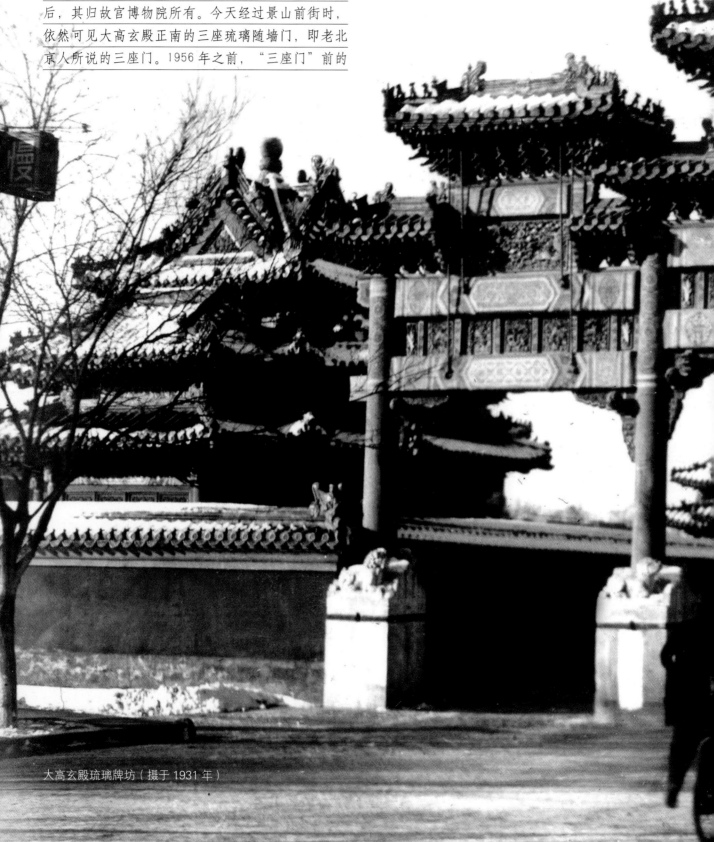

大高玄殿琉璃牌坊（摄于1931年）

西阁称"阴灵轩"。1956 年扩展景山前街时，大高玄殿门前的三座牌坊与两座木阁均被拆除。1960 年，由东、西两座牌坊所遗构件拼装组成的"弘佑天民"牌坊，在西郊中央党校的庭院中重新树立并保存至今。而南牌坊那块"乾元资始"石匾则流落至月坛公园，成为树林中一个石桌的桌面。2004 年，在大高玄殿门前的筒子河北岸重建了南牌楼，从月坛公园找回的"乾元资始"石匾又回归了原位。本图片牌坊匾额上的"孔绥皇祚"依稀可见。

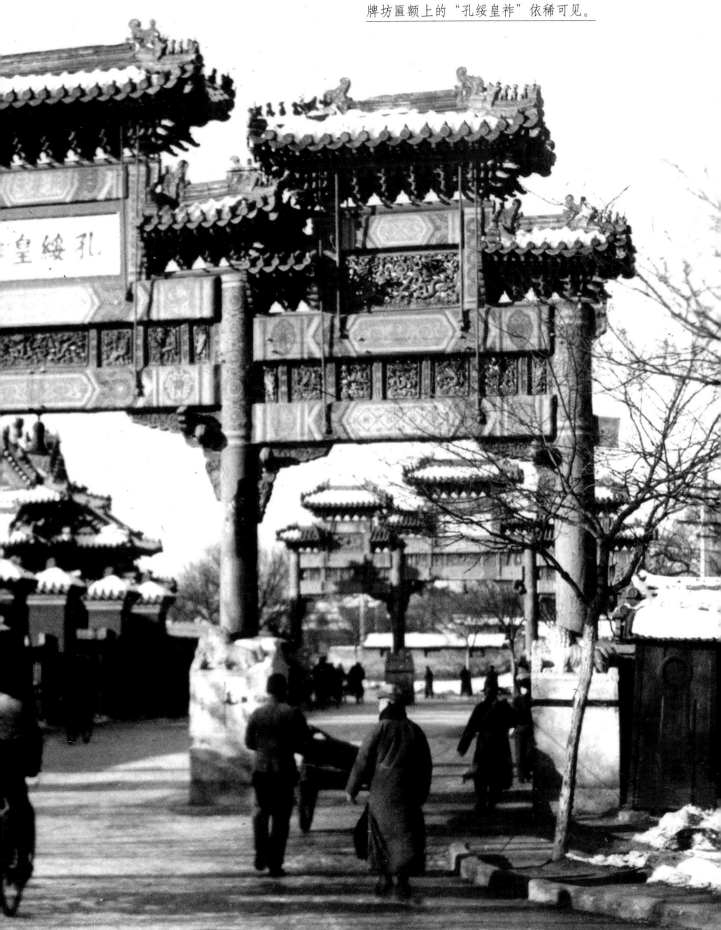

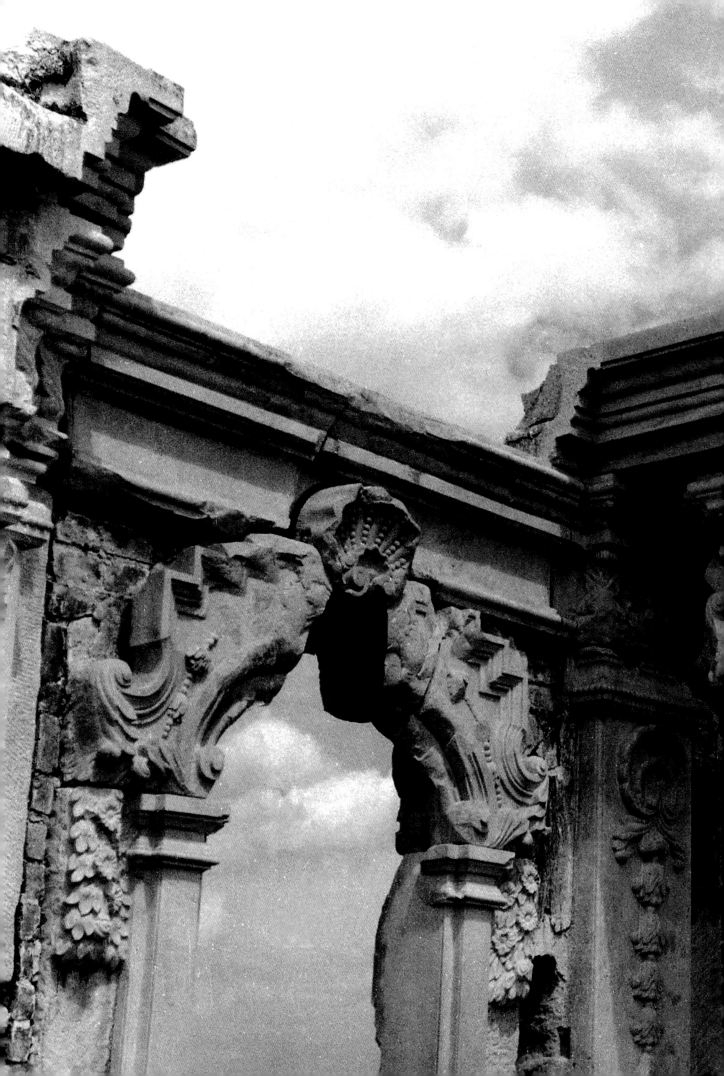

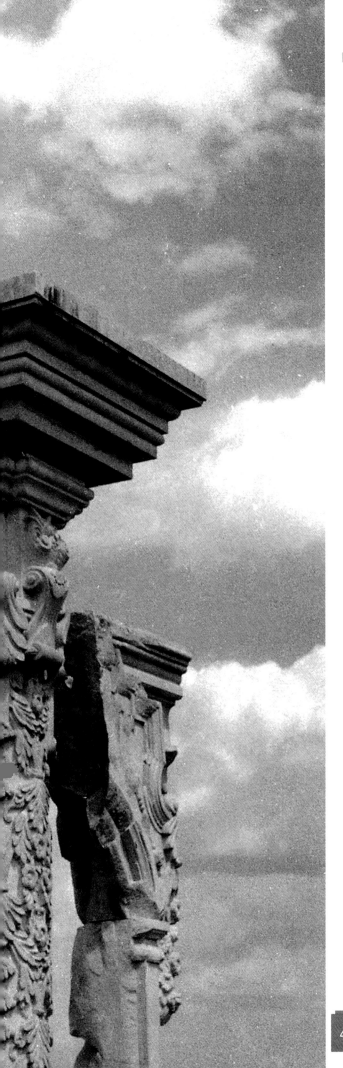

圆明园大水法。现石砌门拱早已经坍塌（摄于1930年）

圆明园座落在北京西郊海淀，始建于康熙46年。它由圆明园、万春园和长春园组成。此外，圆明园东、西、南三面，星罗棋布众多小园，园林风景百余处，建筑面积逾16万平方米，是清朝帝王历经150余年间修建的一座大型皇家宫苑。大水法是圆明园中西洋楼景区的主体——人工喷泉，时称"水法"。圆明园不但建筑宏伟，还收藏着上自先秦时代的青铜礼器，下至唐宋元明清历代名人书画，奇珍异宝无数。所以，它又是当时世界上最大的博物馆、艺术馆。1860年10月6日，英、法联军侵入北京，闯进圆明园。他们把园内凡是能拿走的东西，统统掠走，实在运不走的，就任意破坏、毁掉。为了销毁罪证，10月18日和19日，三千多名侵略军奉命在园内放火。大火连烧三天，烟云笼罩整个北京城。上世纪30年代，身处国难深重的时代，蒋汉澄先生留影明志。

圆明园的残垣断壁（摄于1930年）

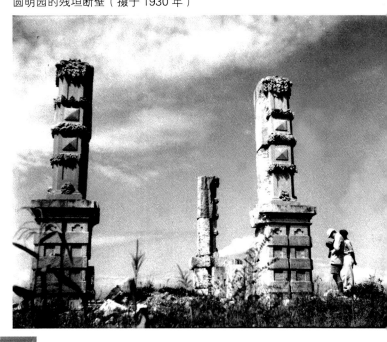

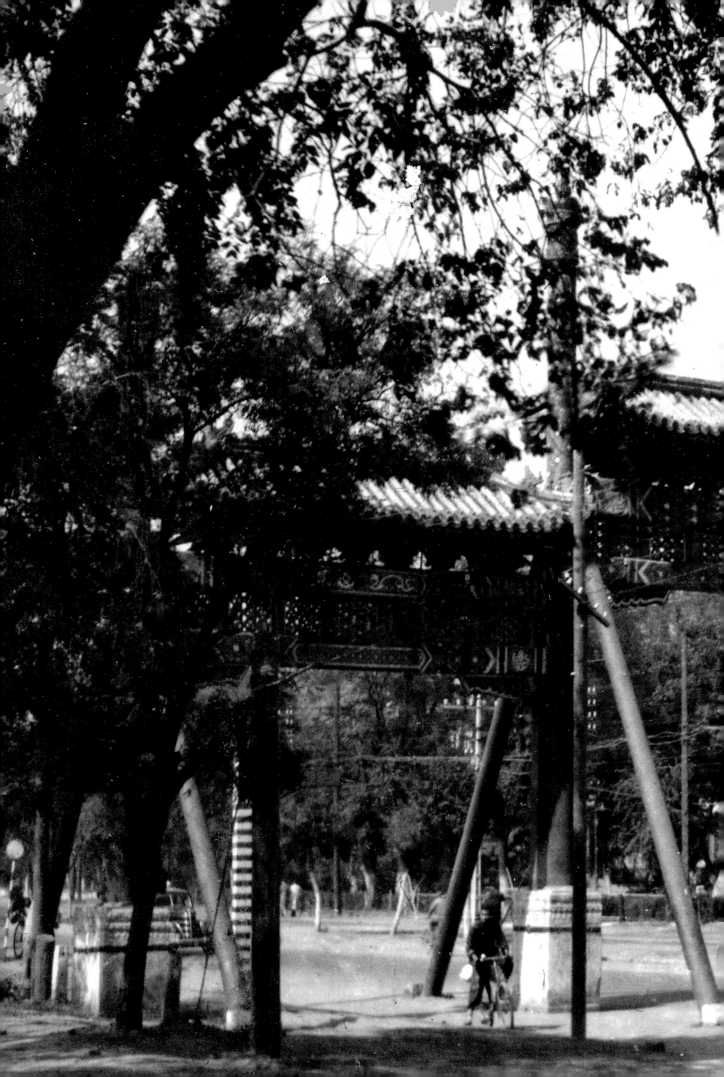

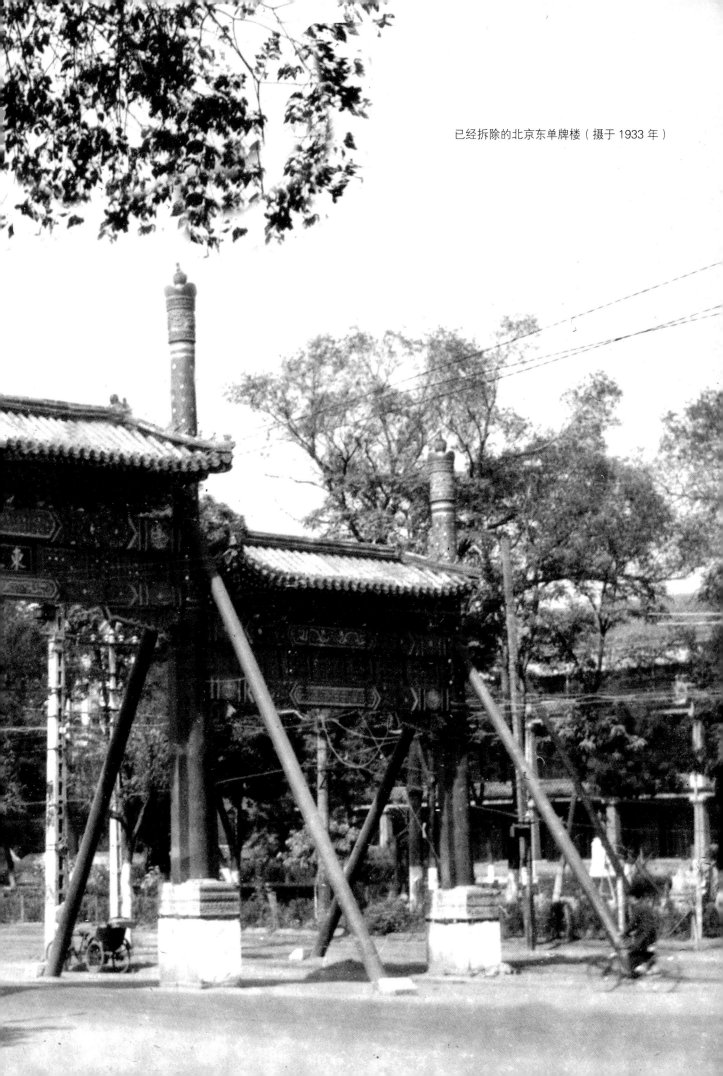

已经拆除的北京东单牌楼（摄于 1933 年）

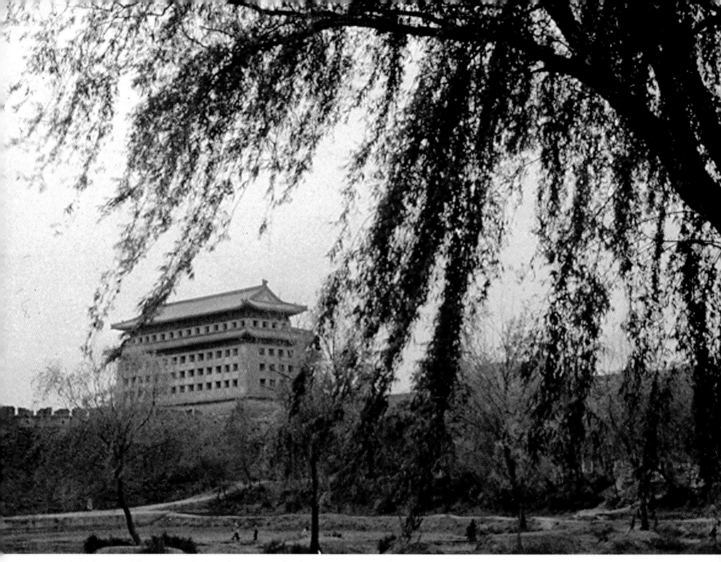

北京的东直门（摄于 1928 年），东直门早已拆除，原址现在是北京的大型交通枢纽

京西黑山扈照庙（摄于 1929 年），已拆除

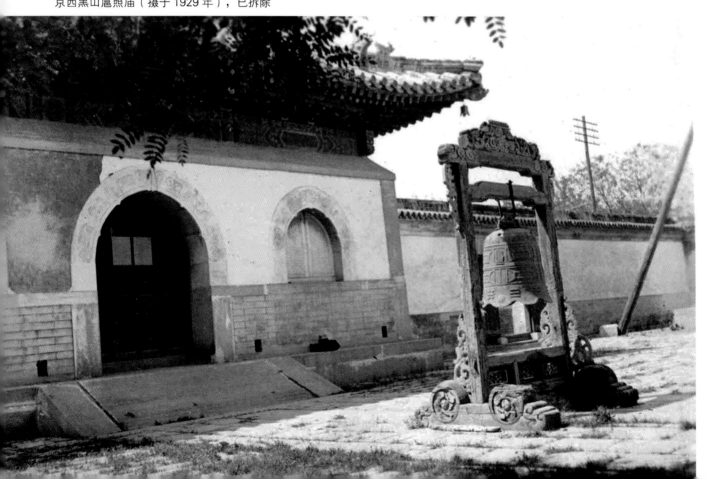

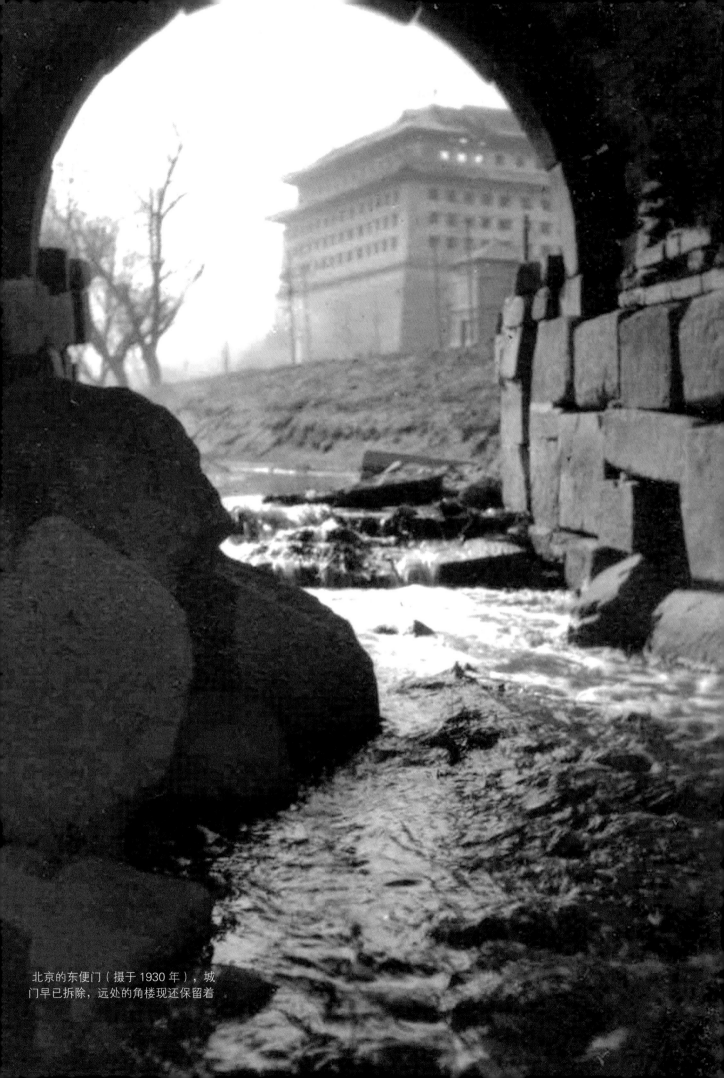

北京的东便门（摄于 1930 年），城
门早已拆除，远处的角楼现还保留着

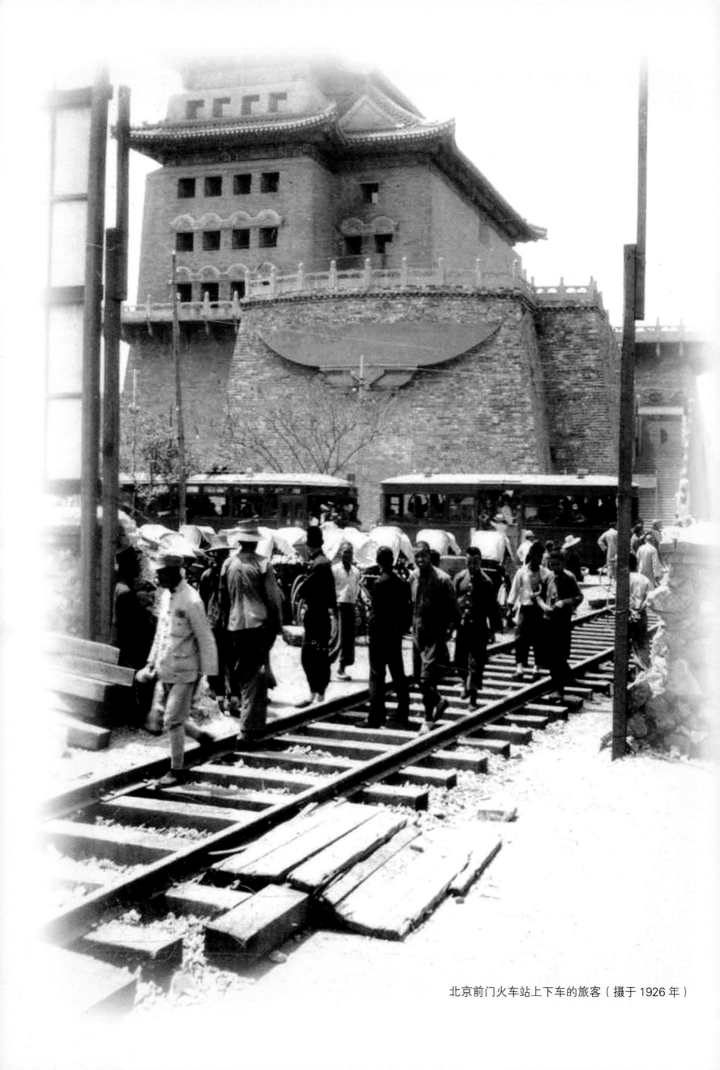

北京前门火车站上下车的旅客（摄于 1926 年）

故都风情

○ 老火车站
○ 五行八作
○ 红白喜事
○ 老北京人
○ 老北京乐
○ 班禅说法

民国初年，近代基础设施和公共服务设施在北京陆续兴建，环城铁路、柏油公路以及邮局、电话、电报、电灯、自来水等相继出现，改变着市民的生活。尤其通电后，不仅夜晚街道不再漆黑一团，更极大地促进工商业在北京发展。

从蒋汉澄先生留下的照片中我们看到，当年北京铁路公路的修建和前门老火车站的情景，以及前门大栅栏、粮市、骡马市和菜市场等的繁华热闹。我们还可从当年北京人逛庙会和公园以及居家院中的留影里，看到移风易俗的变化：男人不再留辫子，女孩已经不缠足。当然，从那时的红白喜事的操办看，依然深深地保留着前朝的痕迹。

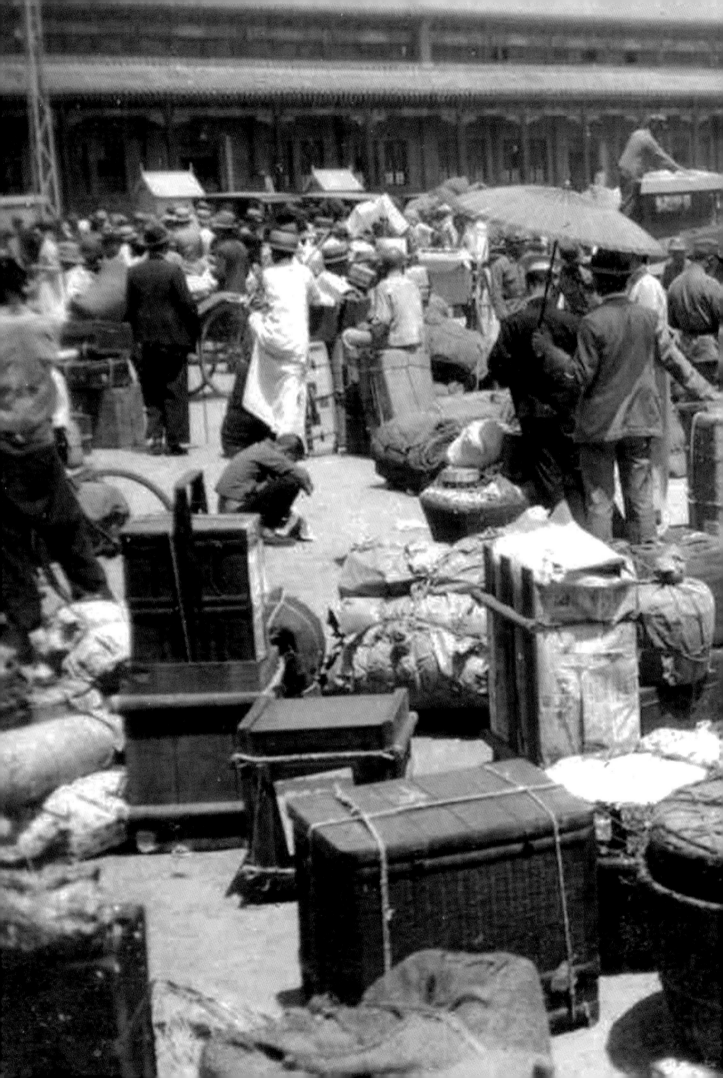

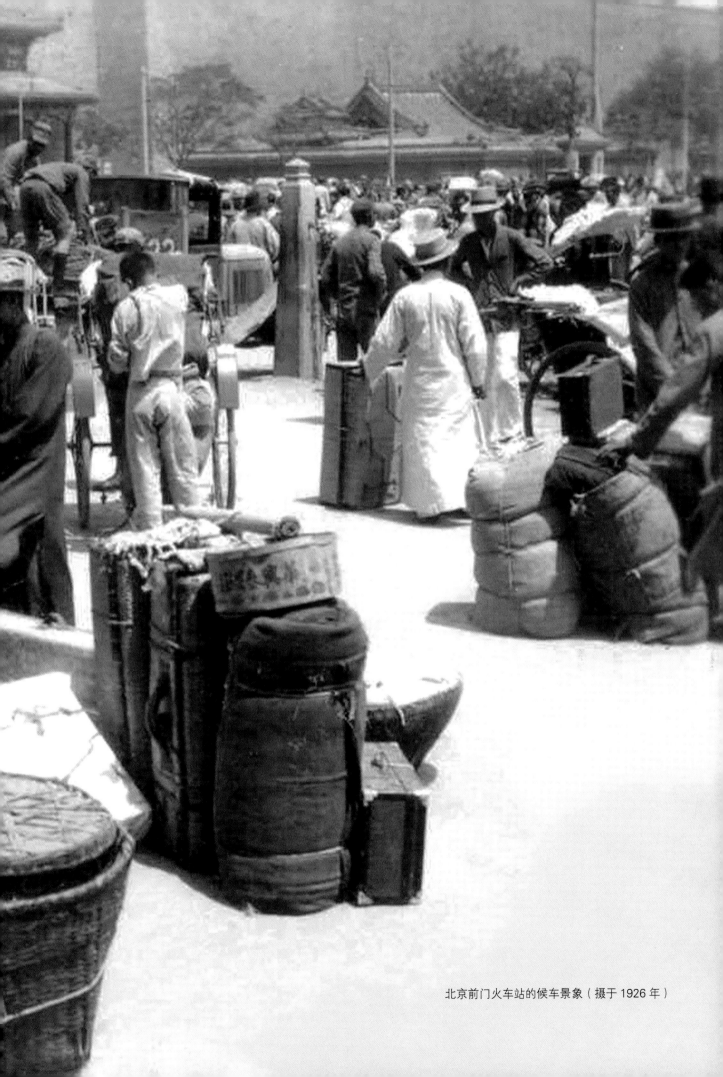

北京前门火车站的候车景象（摄于 1926 年）

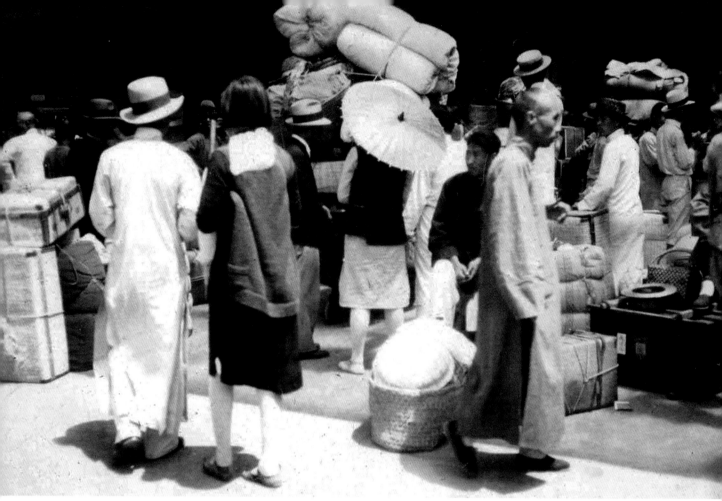

北京前门火车站候车景象之一（摄于 1926 年）

北京前门火车站候车景象之二（摄于 1926 年）

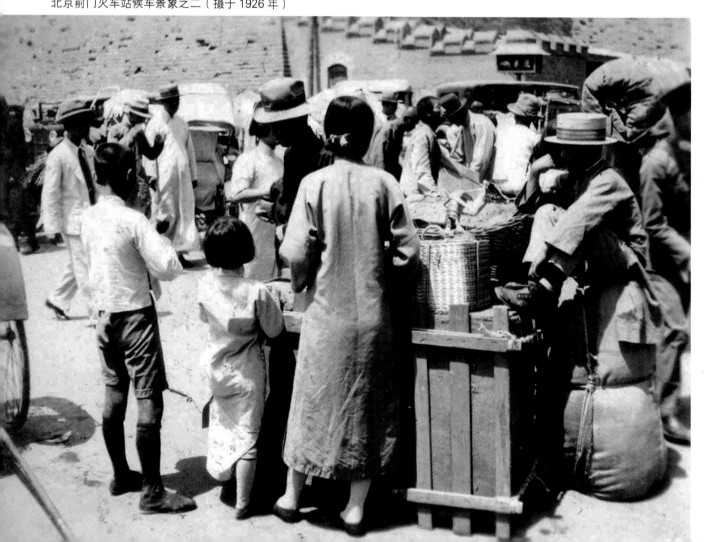

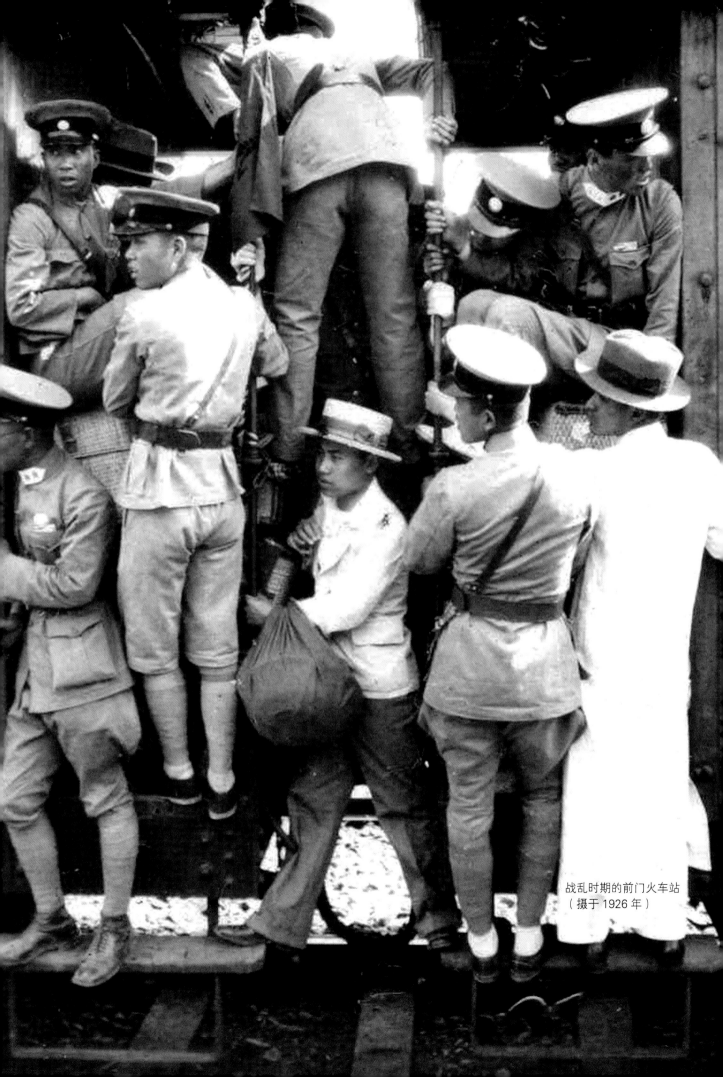

战乱时期的前门火车站
（摄于 1926 年）

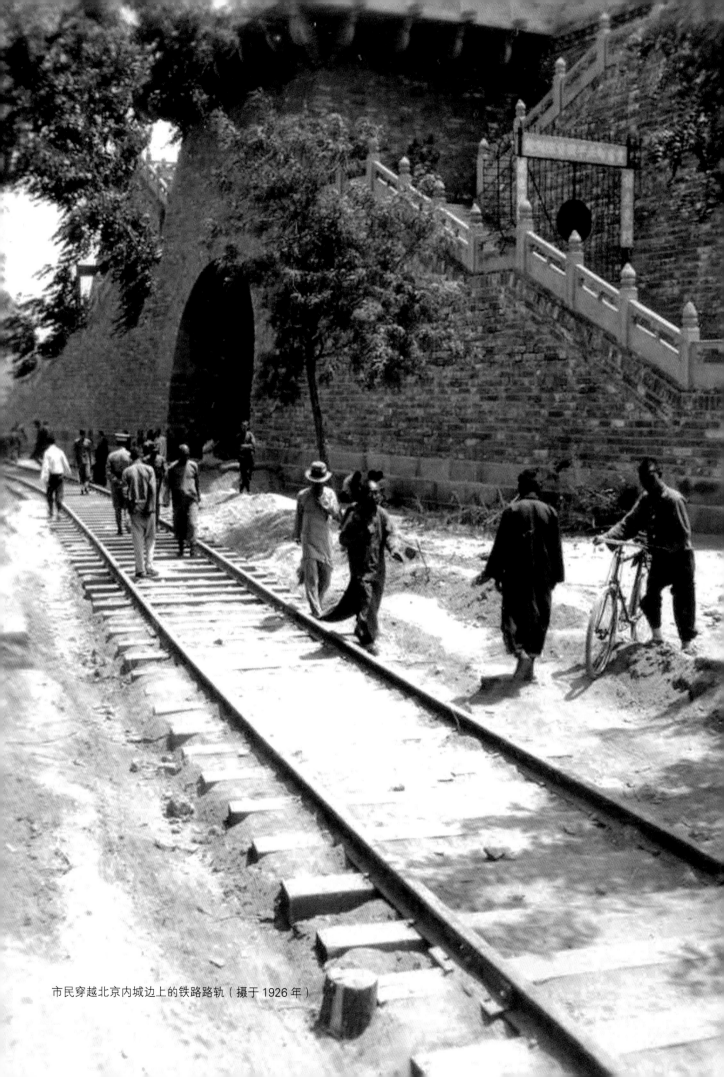

市民穿越北京内城边上的铁路路轨（摄于 1926 年）

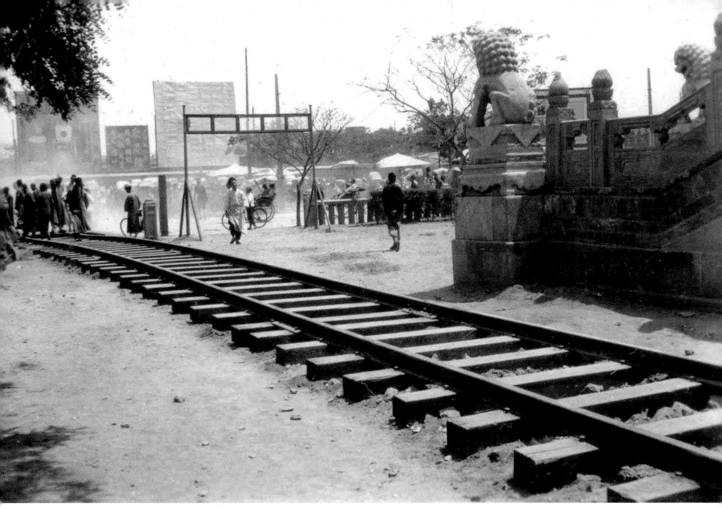

穿越北京城区的铁路（摄于 1926 年）

进口的火车机车（摄于 1926 年）

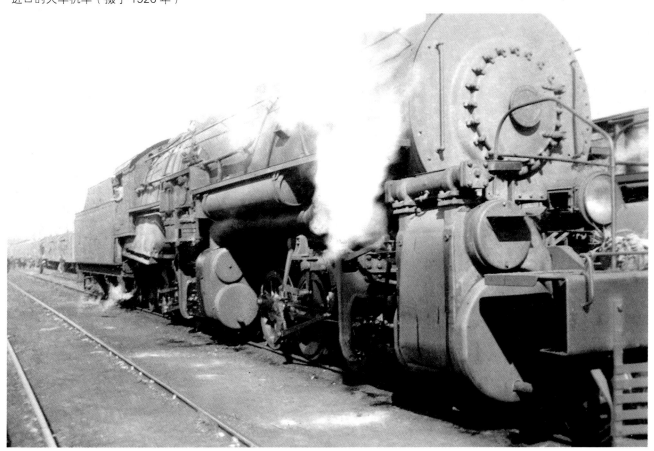

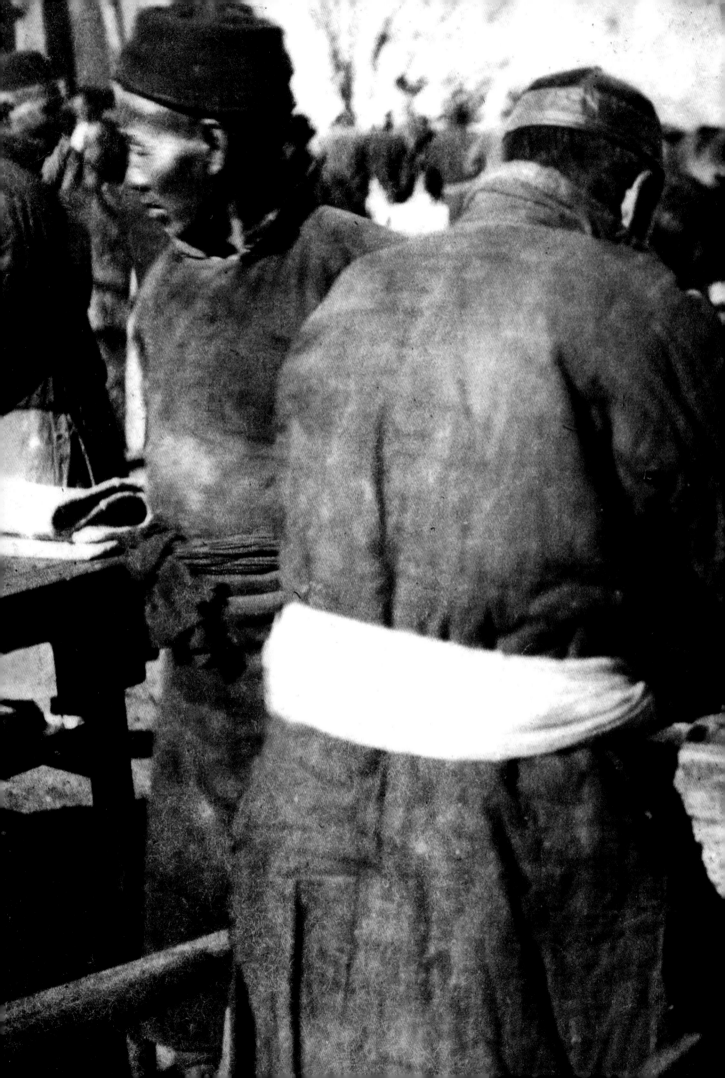

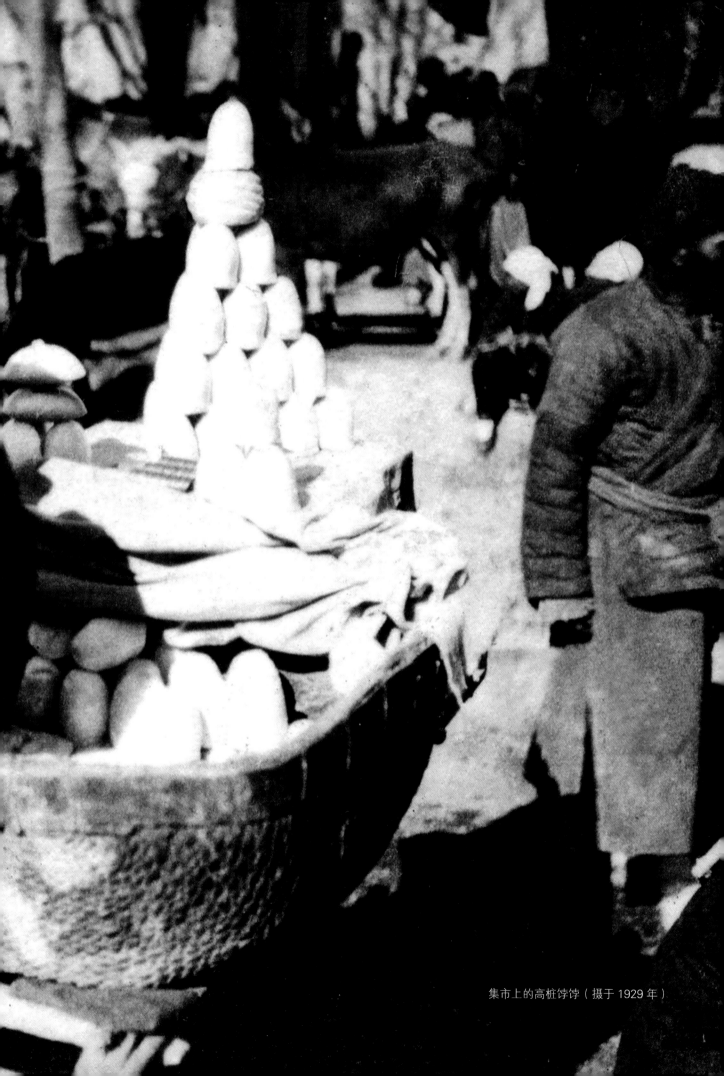

集市上的高桩饽饽（摄于 1929 年）

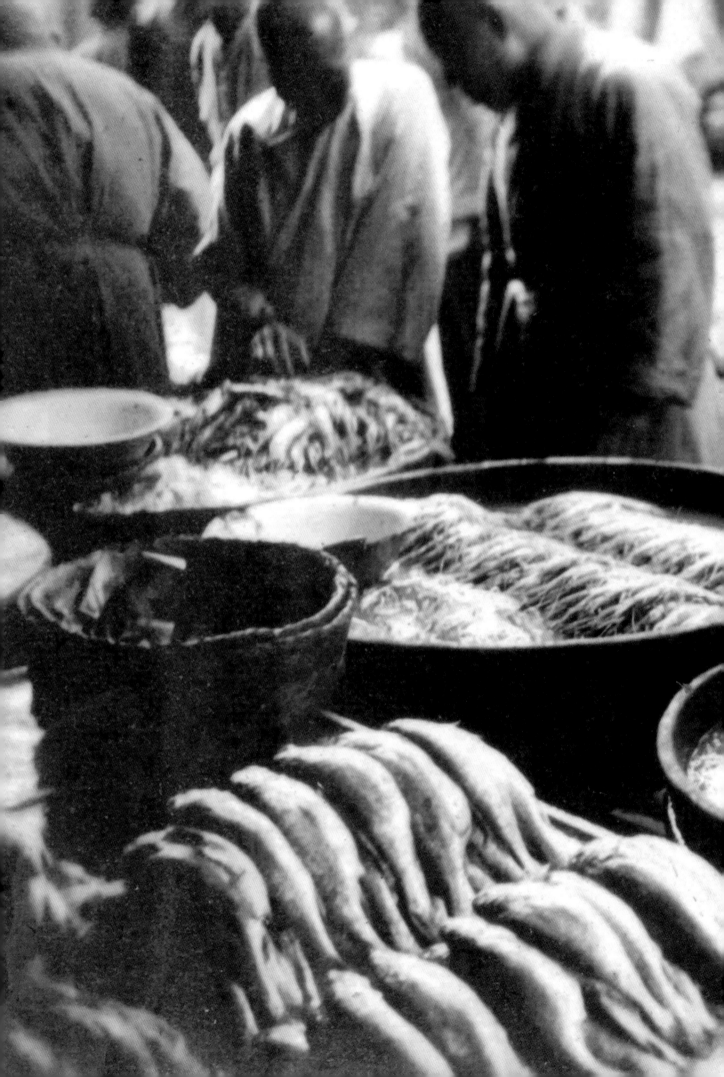

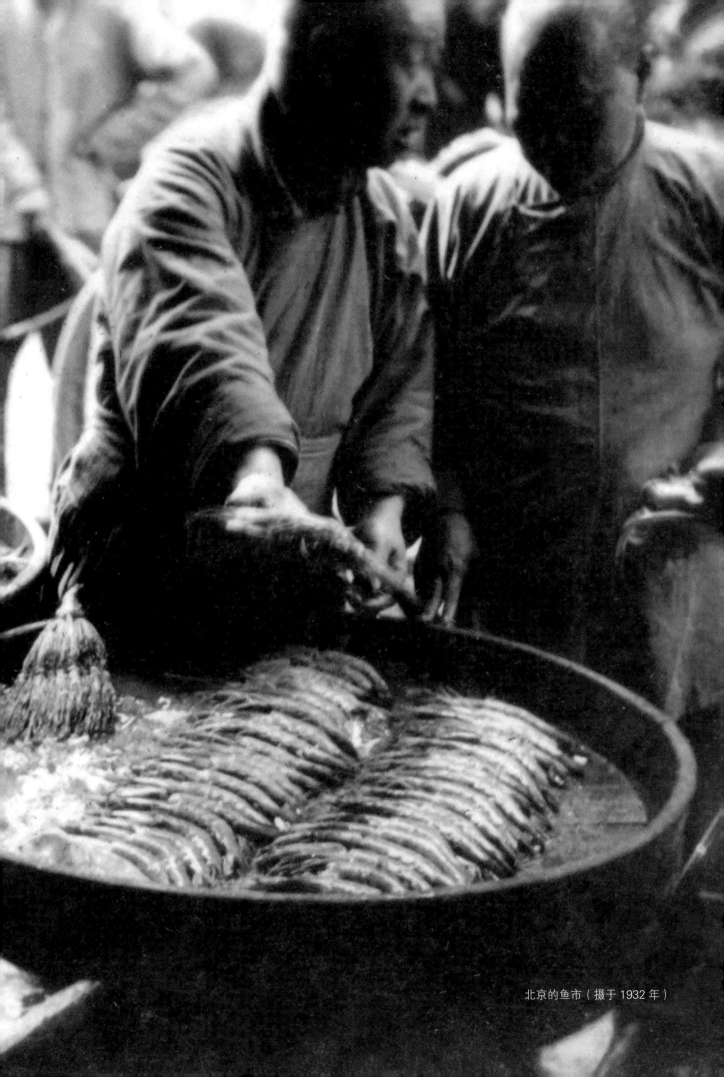

北京的鱼市（摄于 1932 年）

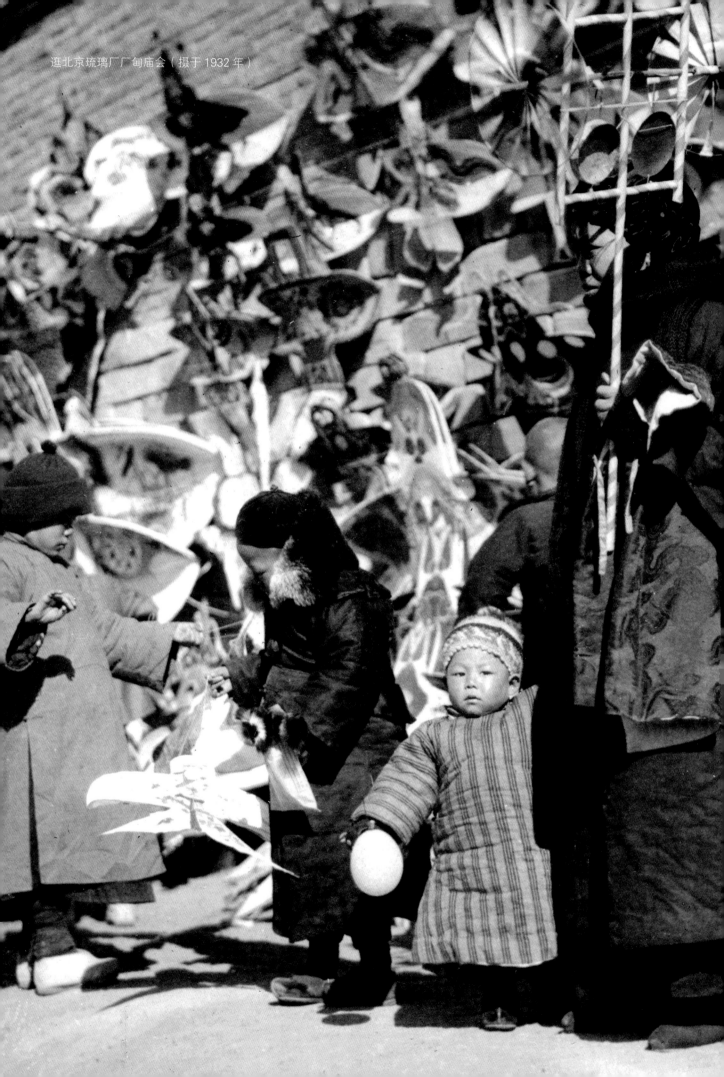

逛北京琉璃厂厂甸庙会（摄于 1932 年）

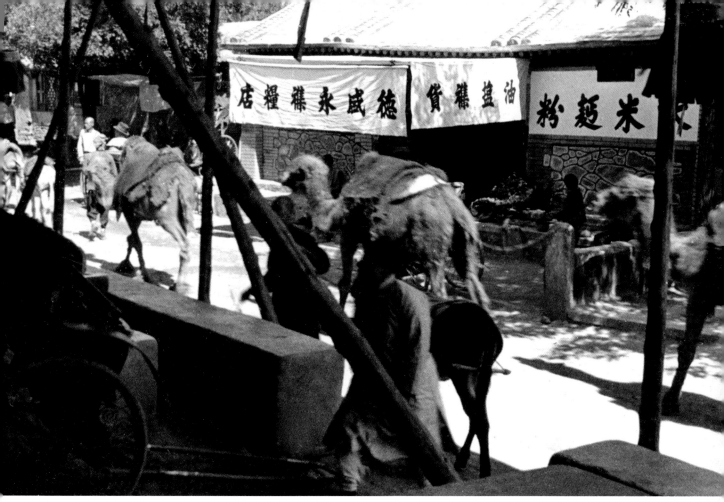

北京的米面一条街（摄于 1929 年）

北京的骡马集市（摄于 1934 年）

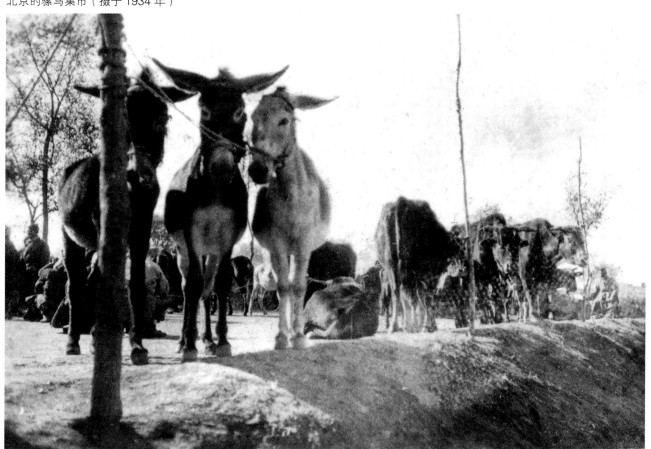

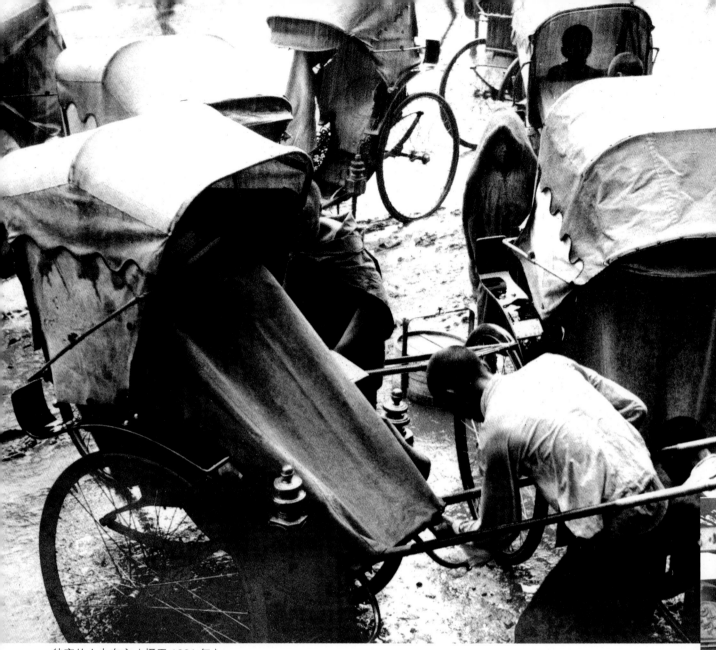

待客的人力车市（摄于 1931 年）

座落于北京王府井的良友书店（摄于 1932 年）

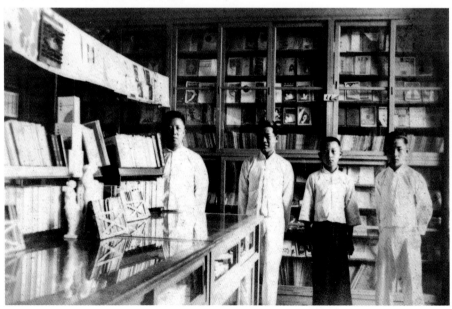

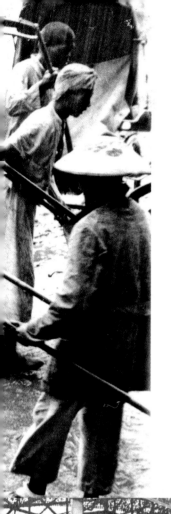

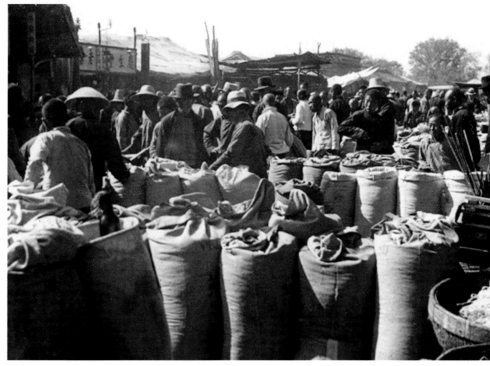

北京的米市（摄于 1930 年）

民国初时期的前门大栅栏商铺（摄于 1930 年）

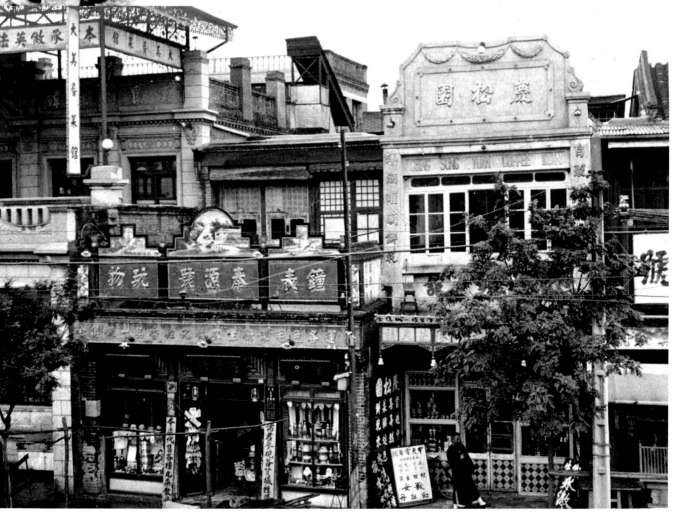

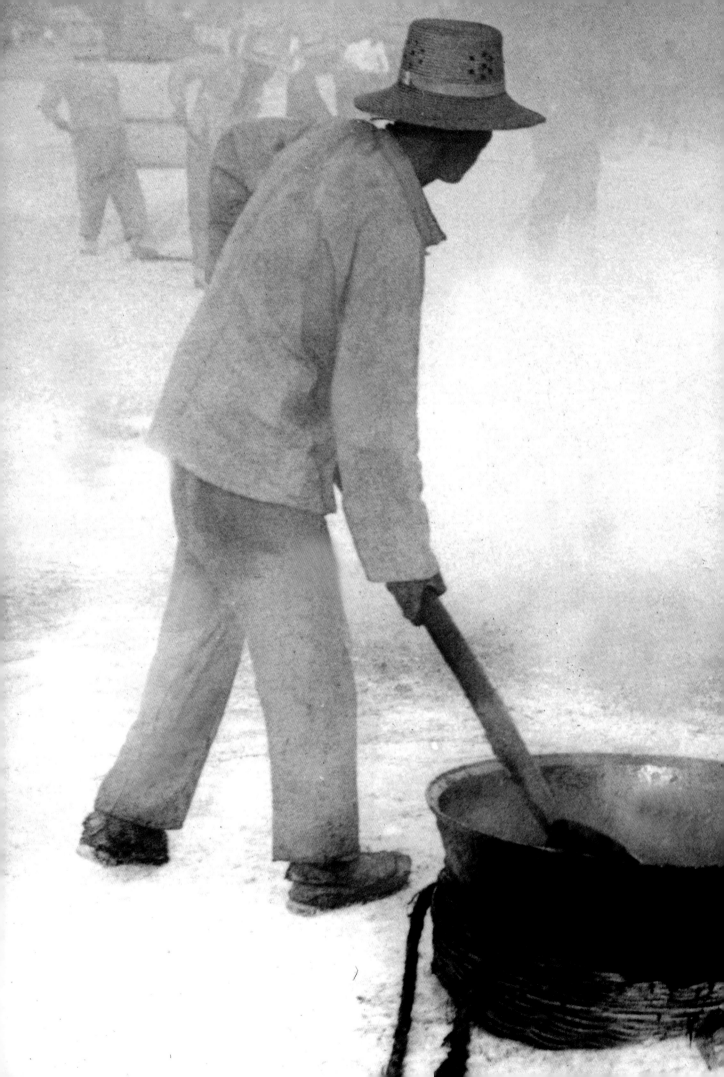

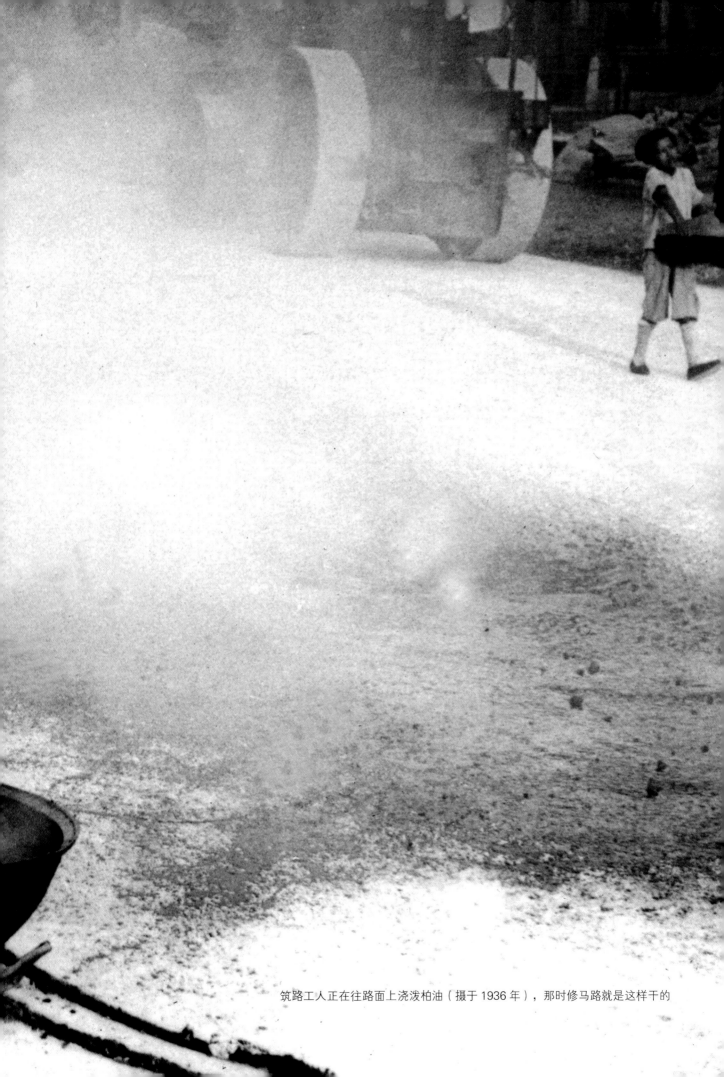

筑路工人正在往路面上浇泼柏油（摄于 1936 年），那时修马路就是这样干的

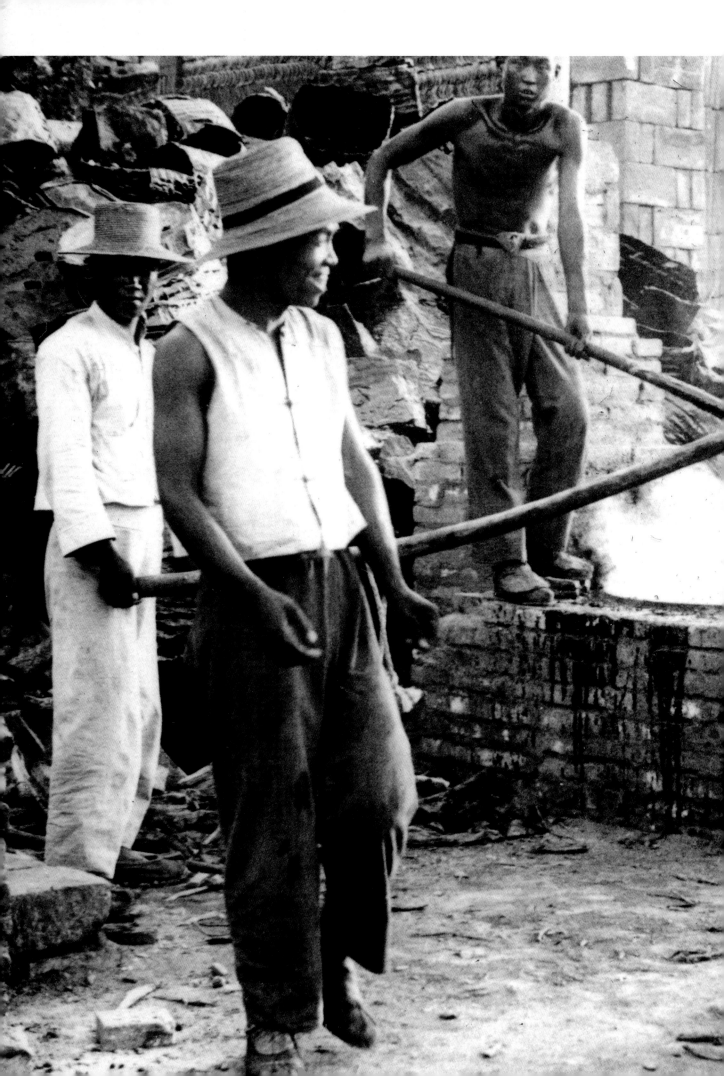

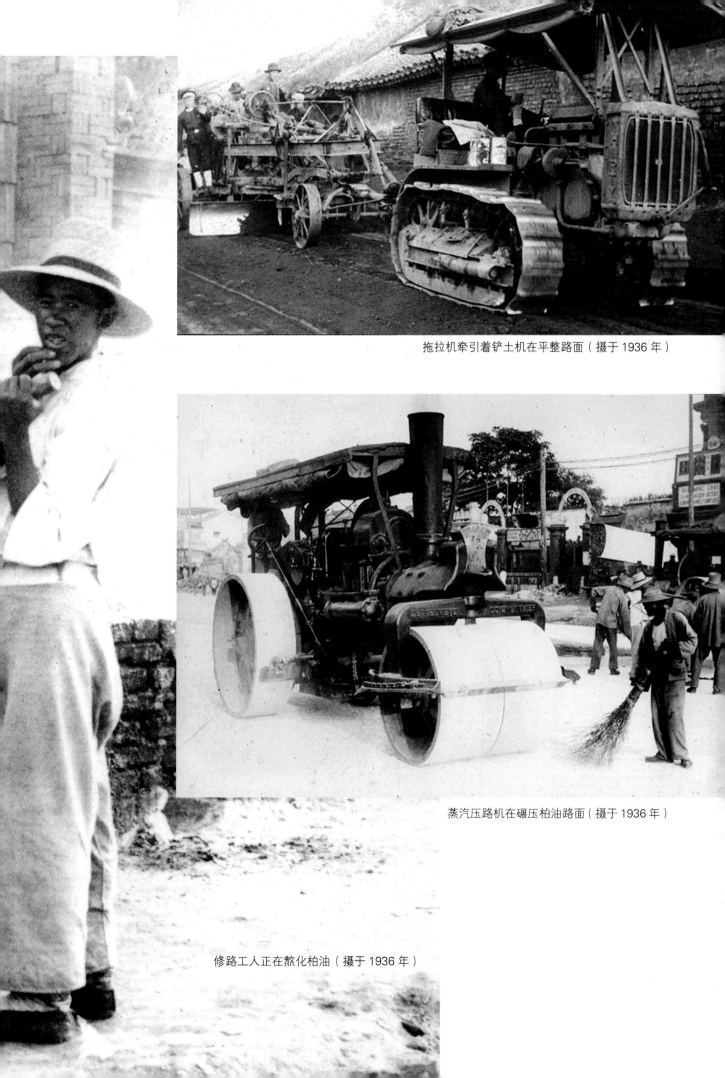

拖拉机牵引着铲土机在平整路面（摄于 1936 年）

蒸汽压路机在碾压柏油路面（摄于 1936 年）

修路工人正在熬化柏油（摄于 1936 年）

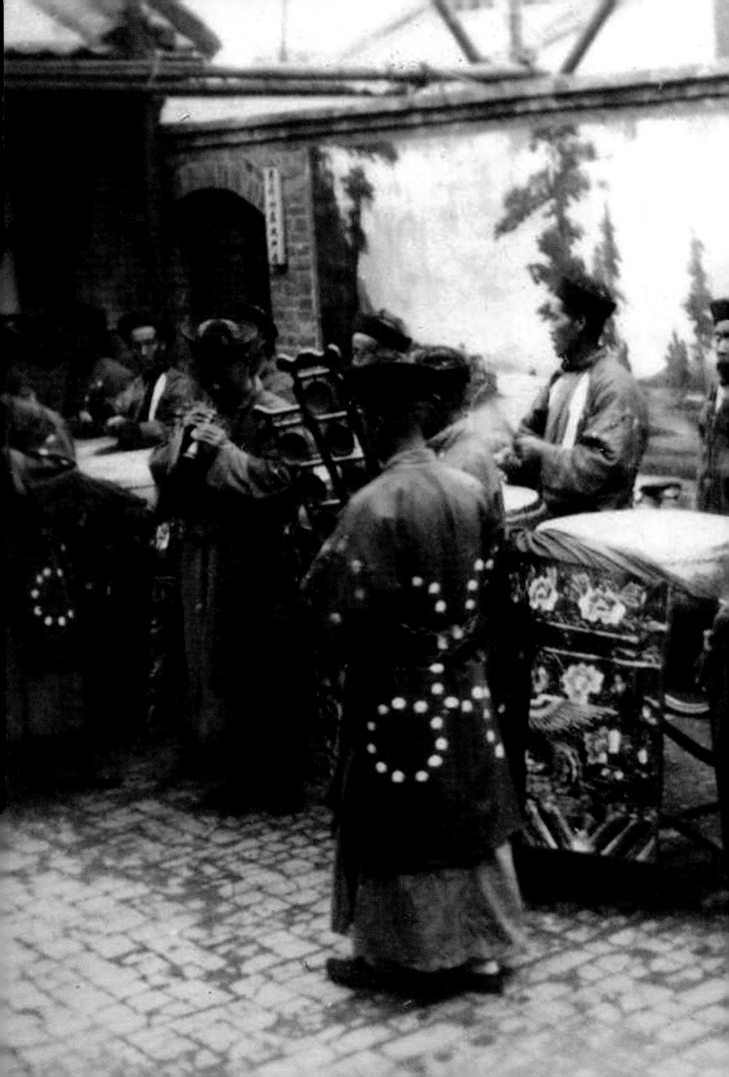

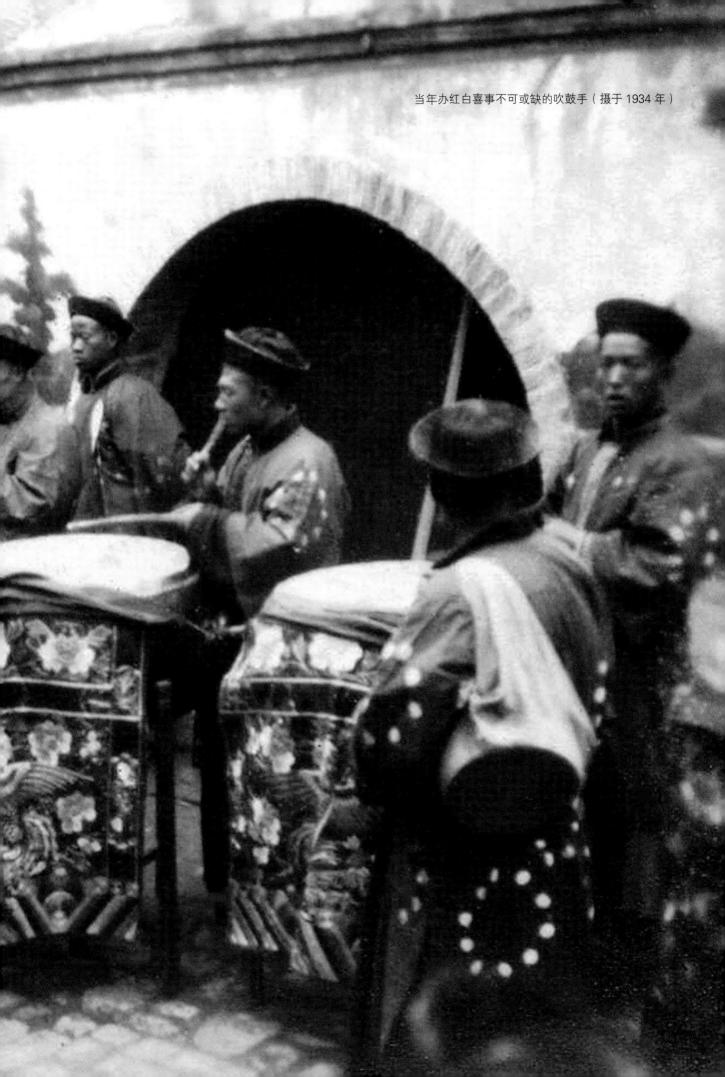

当年办红白喜事不可或缺的吹鼓手（摄于 1934 年）

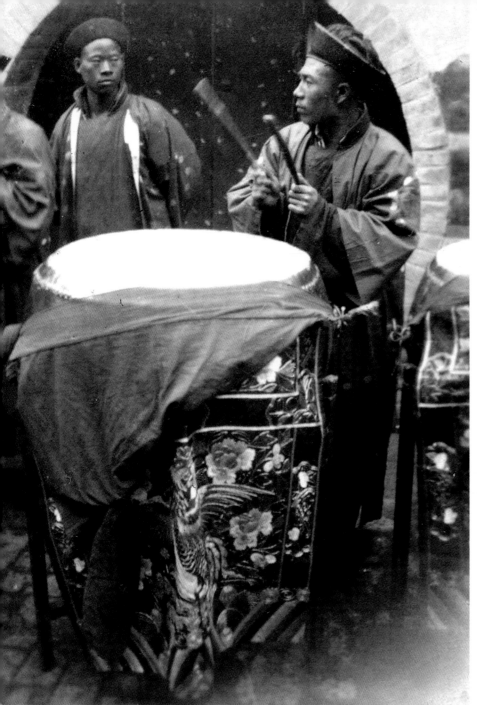

聚精会神的鼓手（摄于1934年）

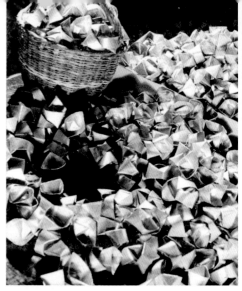

锡箔纸叠制的阴间钱币—元宝（摄于1930年）

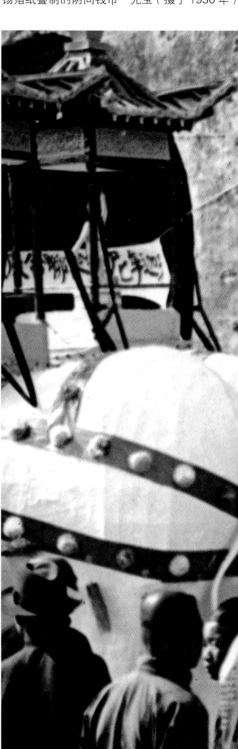

出殡灵柩前的纸糊白象（摄于1931年）

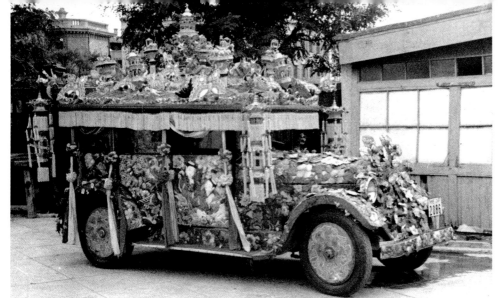

娶亲的花车（摄于 1930 年）

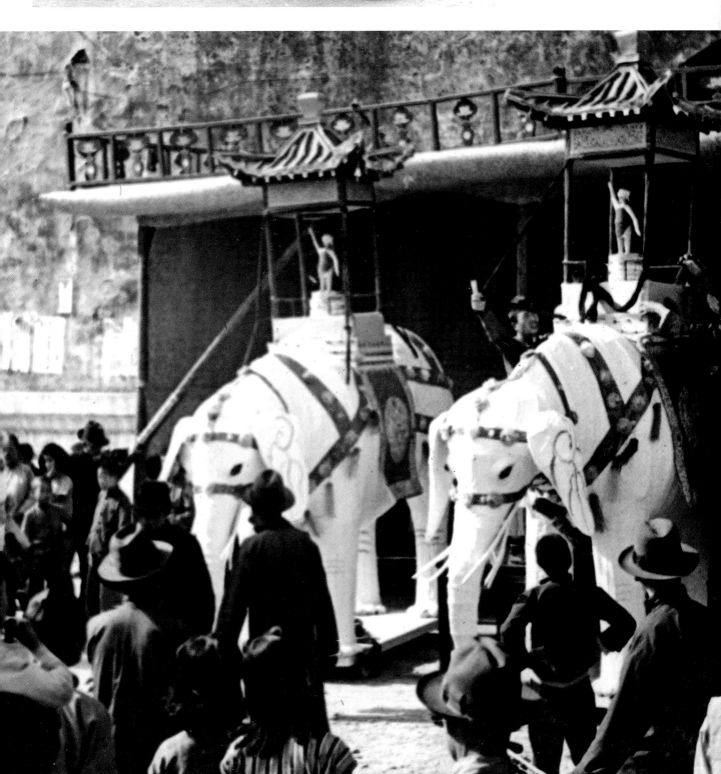

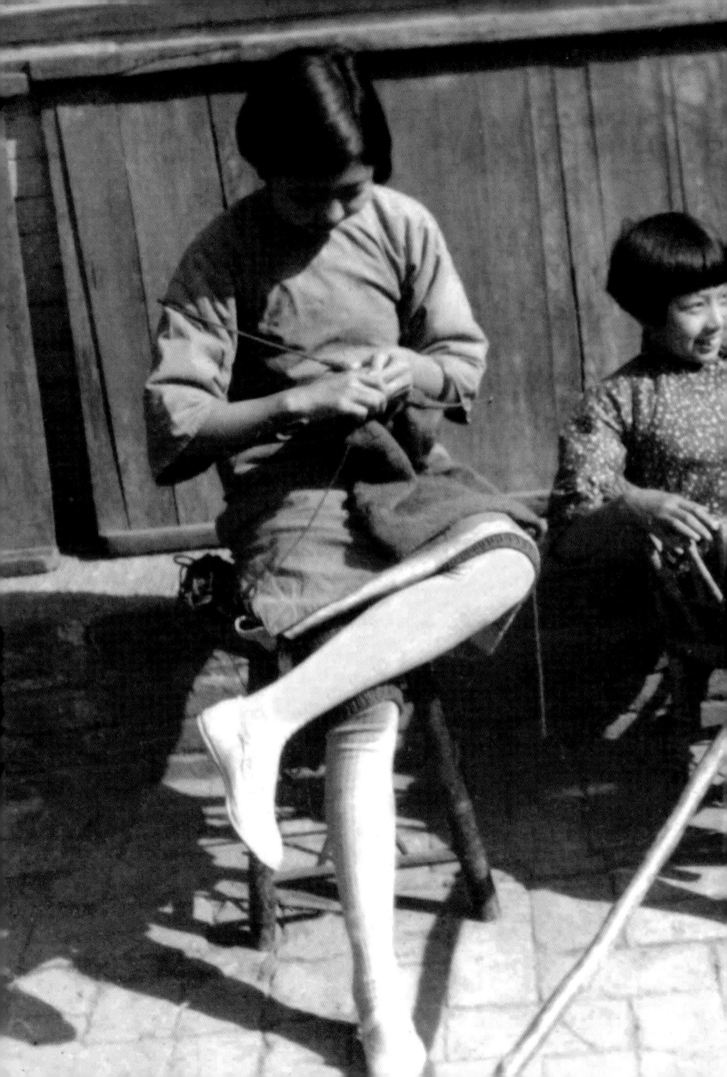

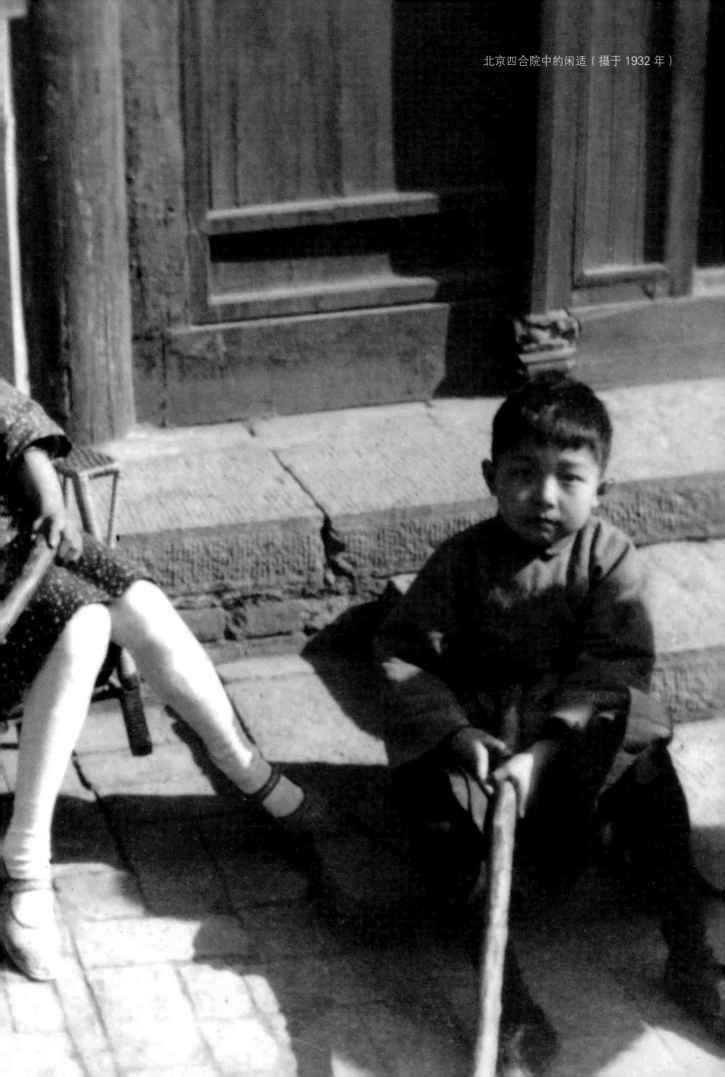

北京四合院中的闲适（摄于 1932 年）

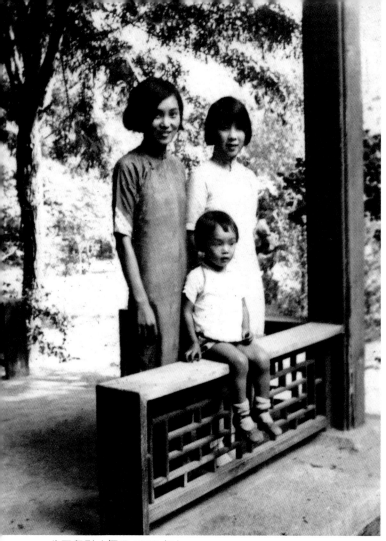
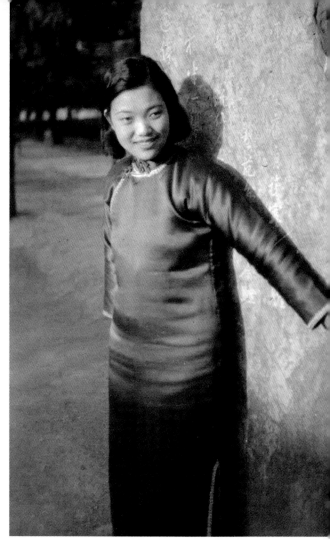

公园留影（摄于 1933 年）

身着马褂的双胞胎（摄于 1934 年）

京城少女（摄于 1940 年）

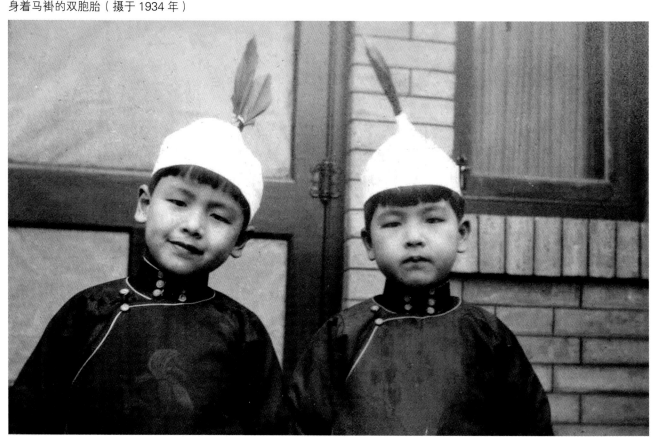

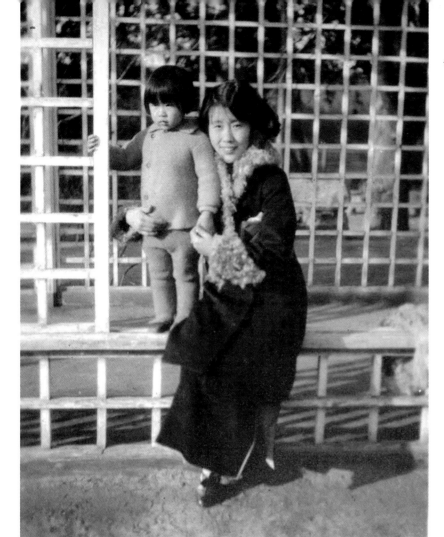

公园小憩（摄于 1937 年）

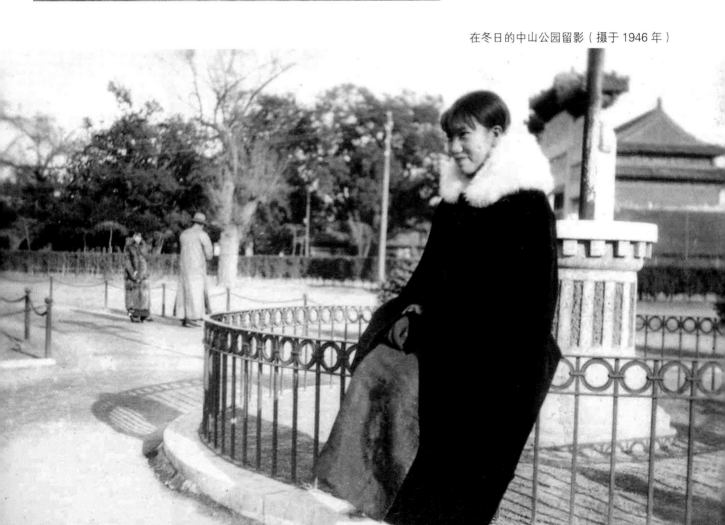

在冬日的中山公园留影（摄于 1946 年）

皇城根下的百姓人家（摄于 1930 年）

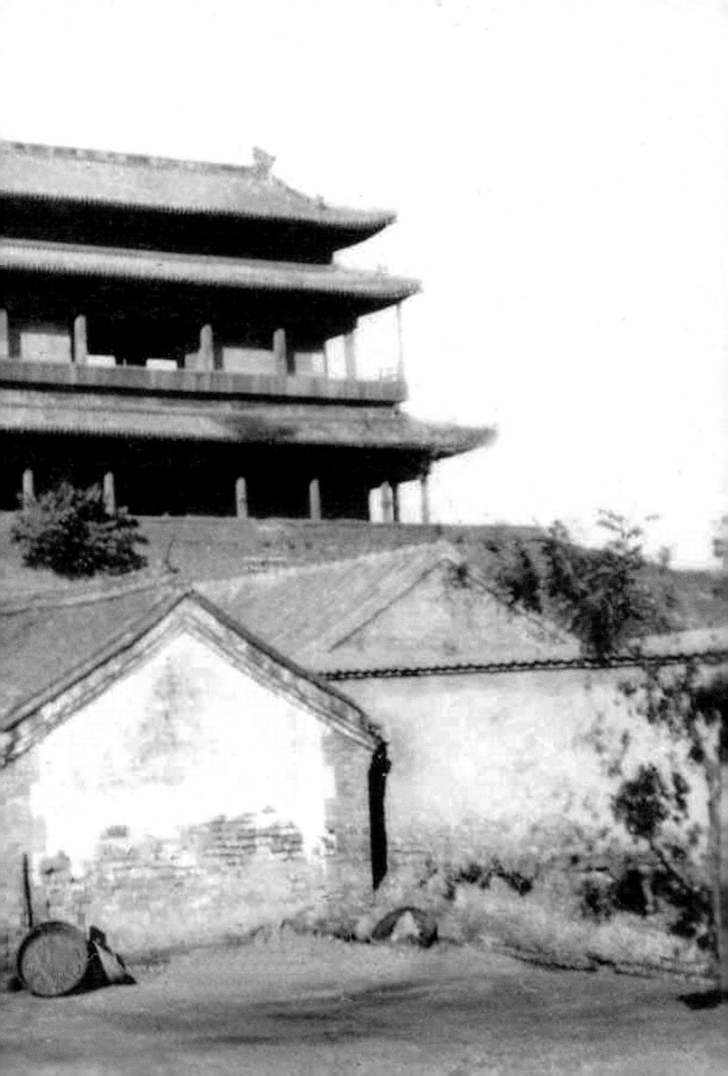

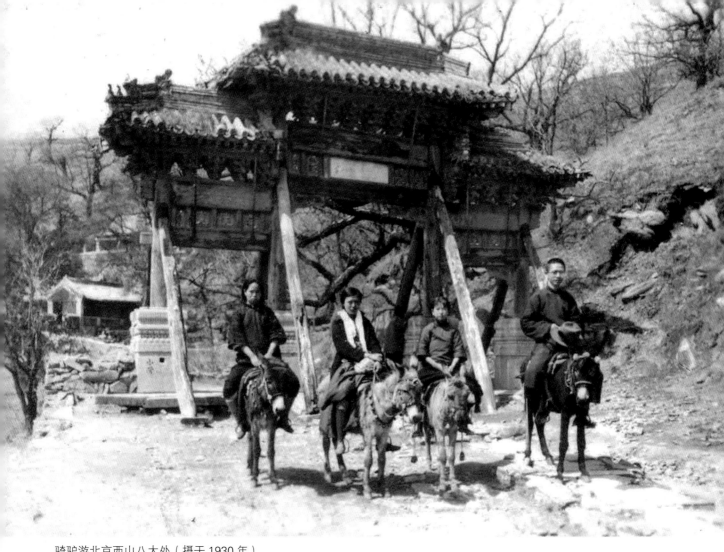

骑驴游北京西山八大处（摄于 1930 年）

中山公园游人（摄于 1945 年）

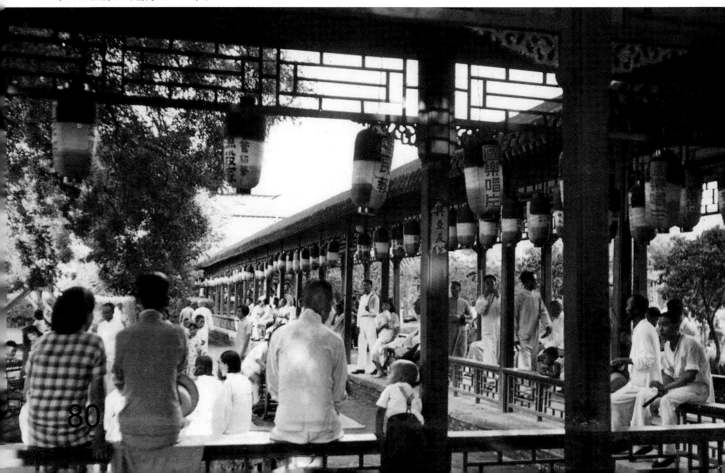

80

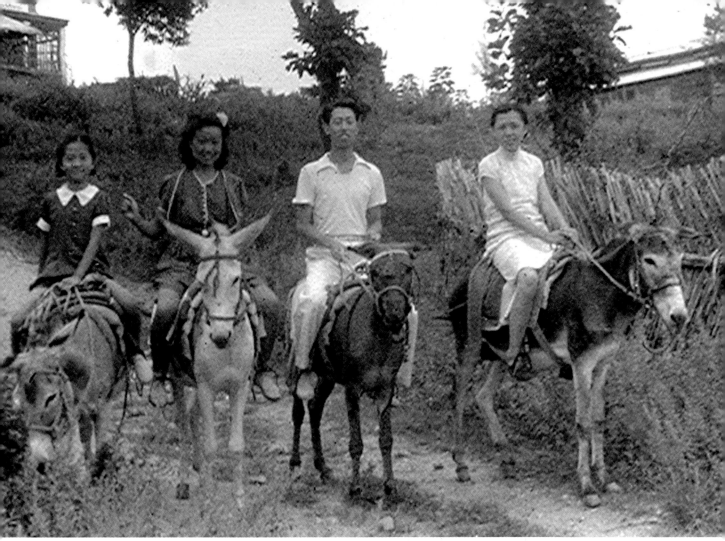

春游香山（摄于 1939 年）

北京东交民巷与东长安街之间有一空场地，供外国使馆人员练球或做跑马场，解放前夕曾辟为简易飞机场，今天是东单体育场（摄于 1929 年）

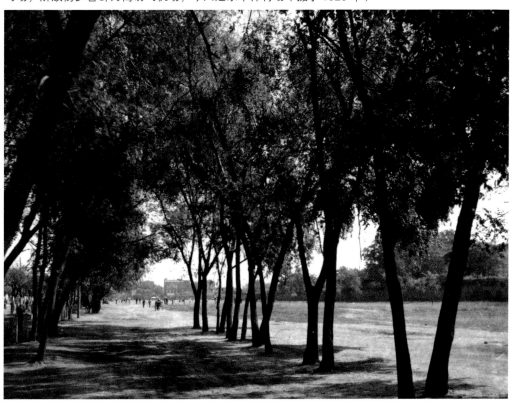

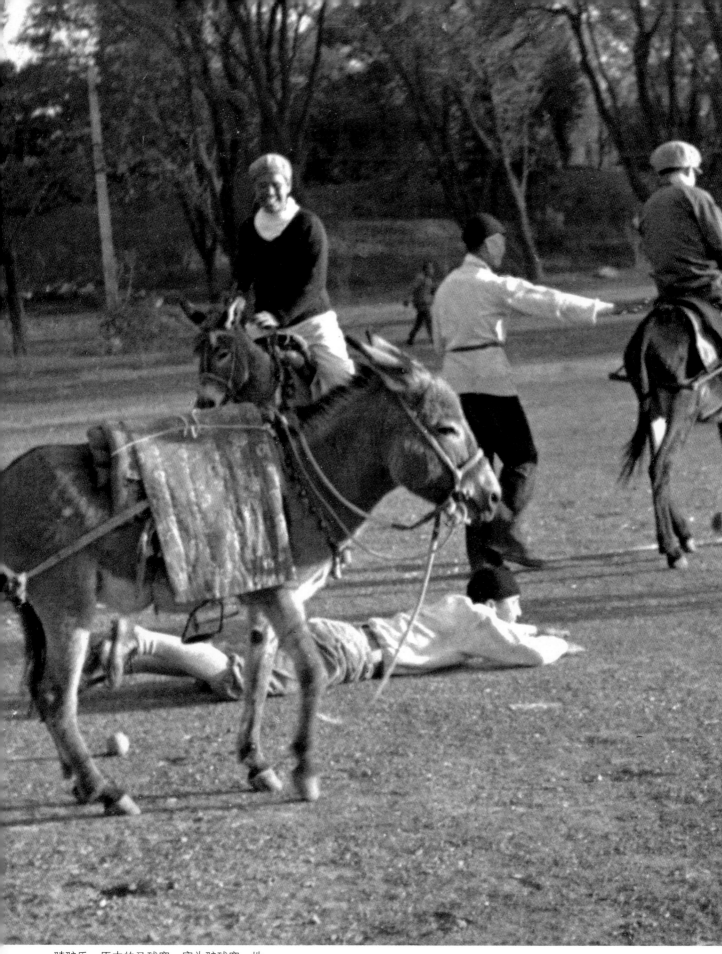

骑驴乐，原本的马球赛，实为驴球赛，地
点即今天的东单体育场（摄于 1929 年）

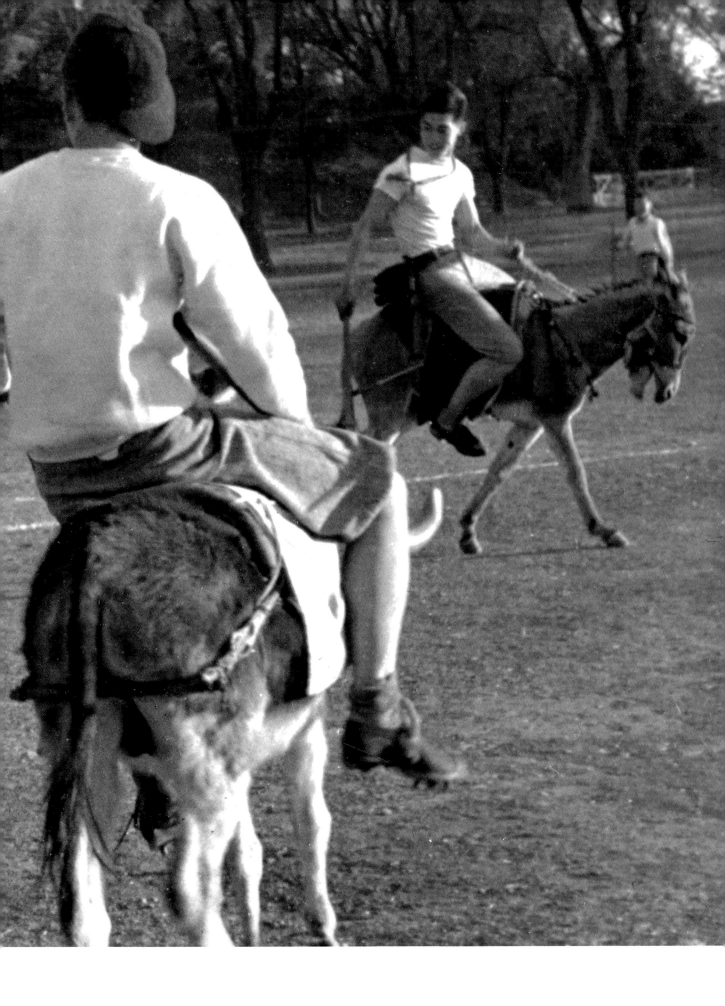

头戴用皱纹纸糊礼帽的小女孩（摄于 1933 年）

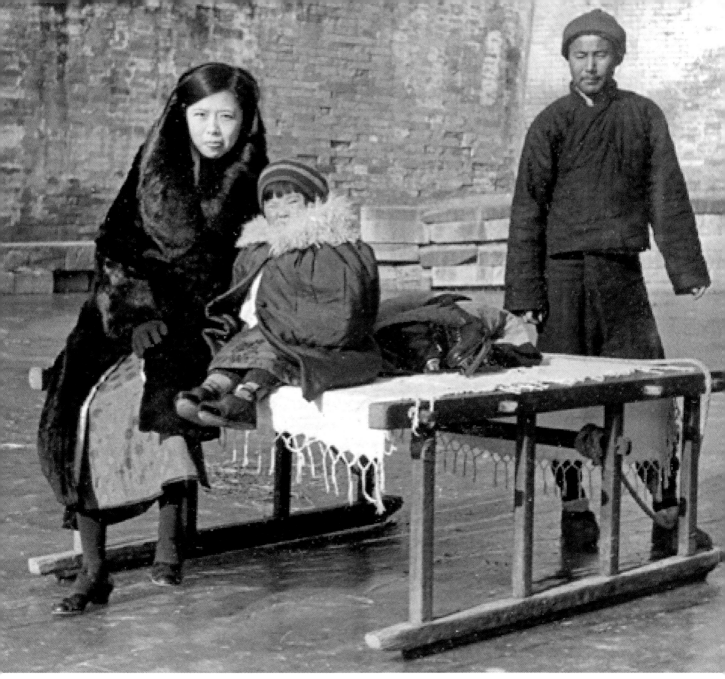

母女乘冰车畅游北海公园（摄于 1934 年）

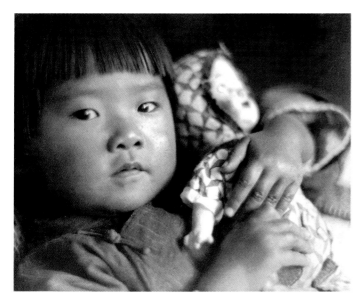

抱娃娃（摄于 1933 年）

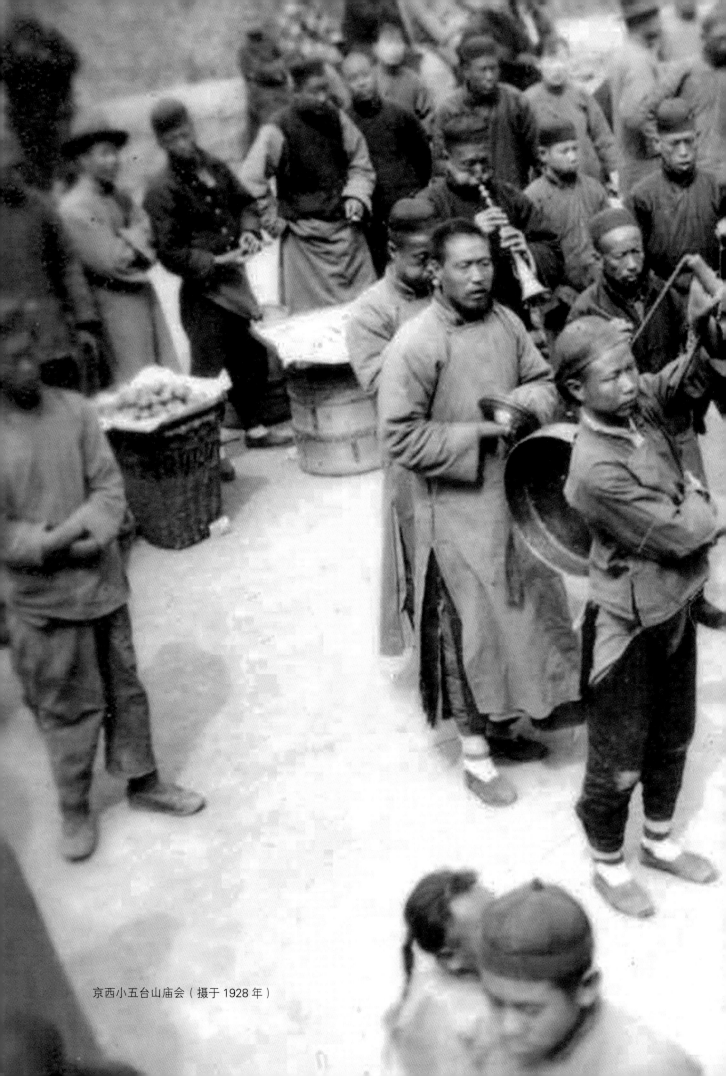

京西小五台山庙会（摄于 1928 年）

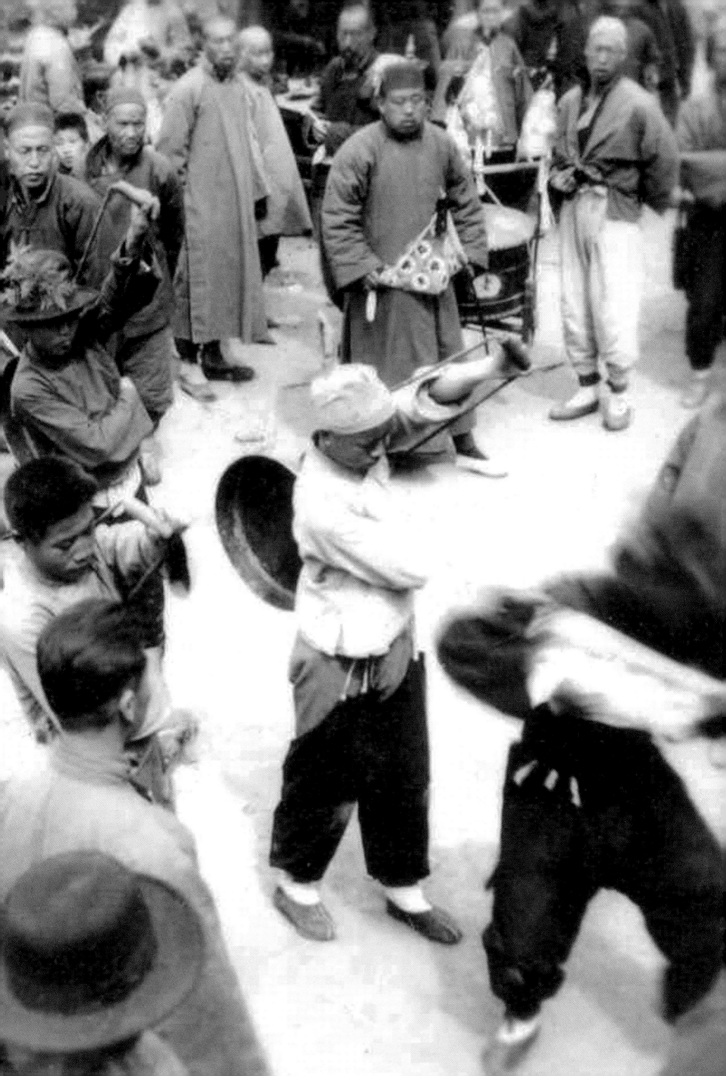

故宫太和殿前临时搭建的班禅说法的牌楼（摄于 1932 年）

九世班禅是我国近代史上一位杰出的反帝爱国领袖。他从 1923 年离藏，至 1937 年圆寂，整整度过了 14 年离乡背井、颠沛流离的生活。但他矢志不渝地维护祖国统一、促进民族团结。1932 年，在北京举行的时轮金刚法会，九世班禅在故宫的太和殿传法灌顶，典礼隆重庄严，规模盛大，轰动京城。当时各报刊均有报道，蒋汉澄先生是以记者身份出席并摄影记录。

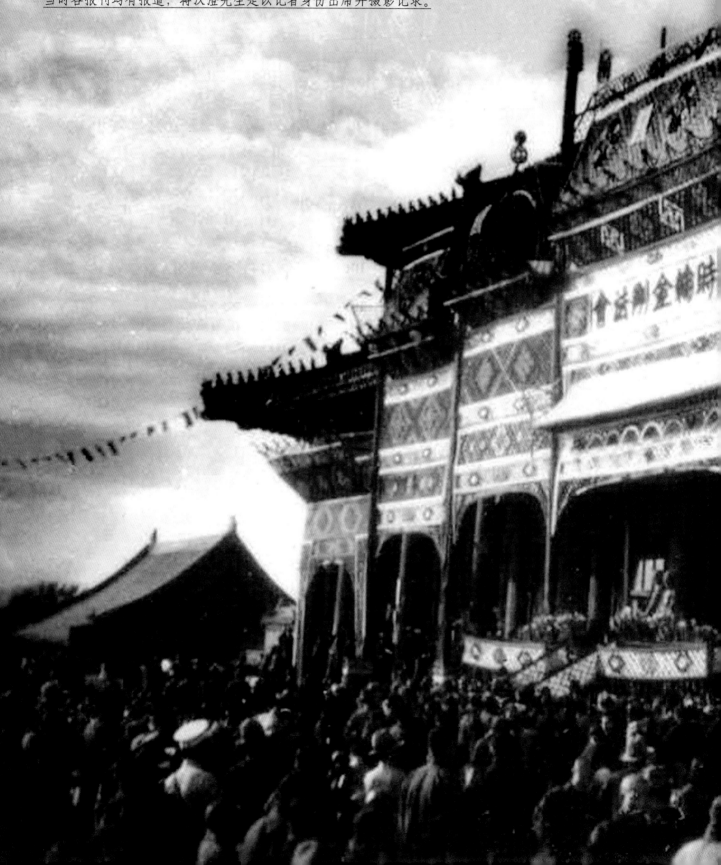

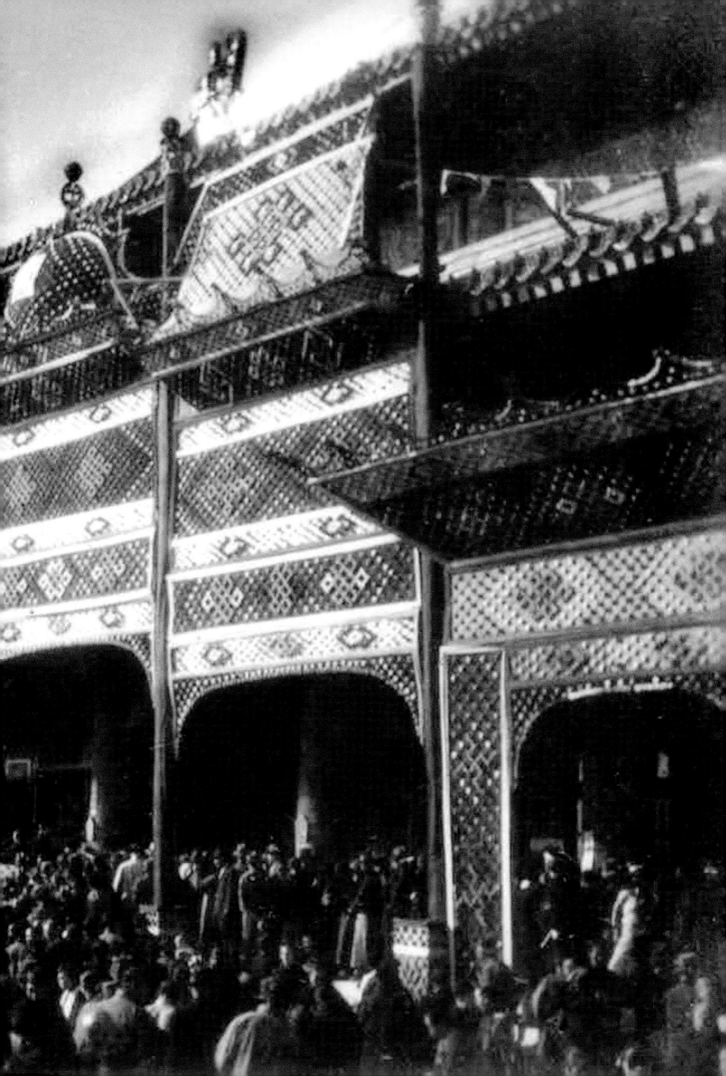

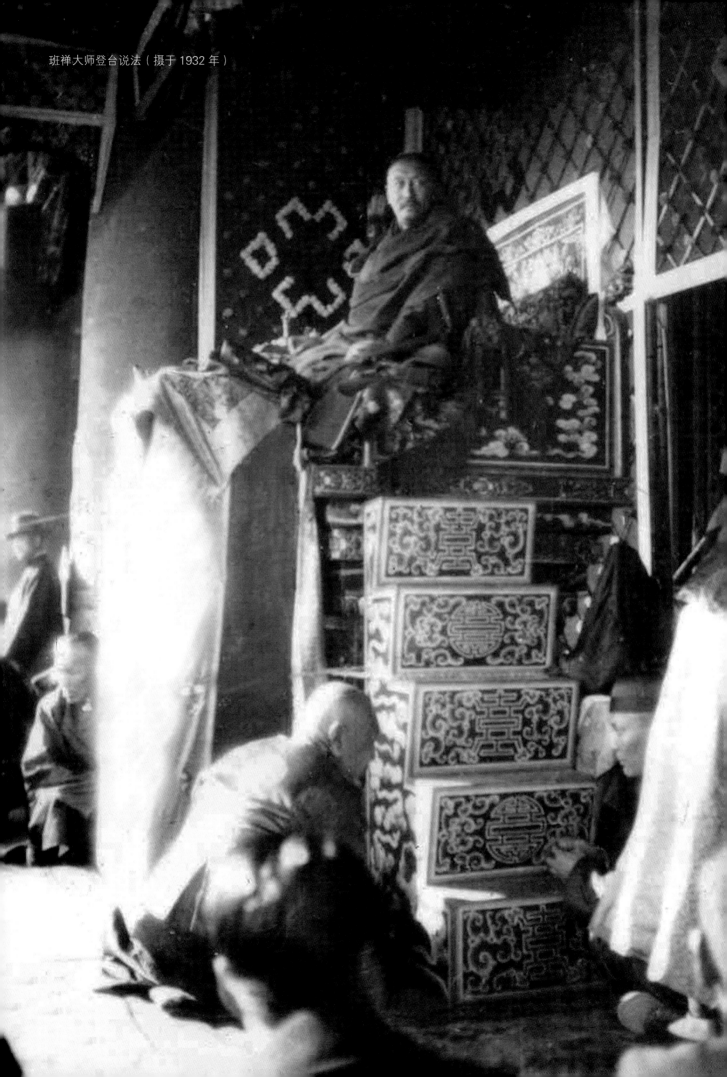

班禅大师登台说法（摄于 1932 年）

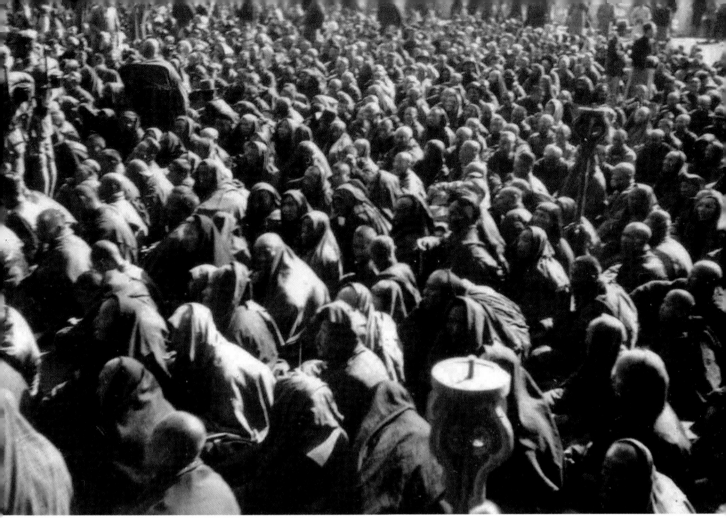

听法信众云集（摄于 1932 年）

虔诚的信众（摄于 1932 年）

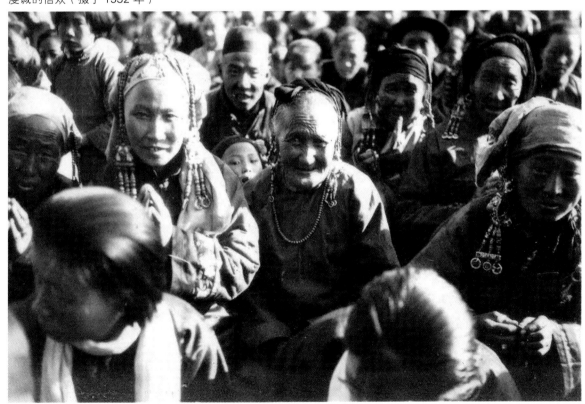

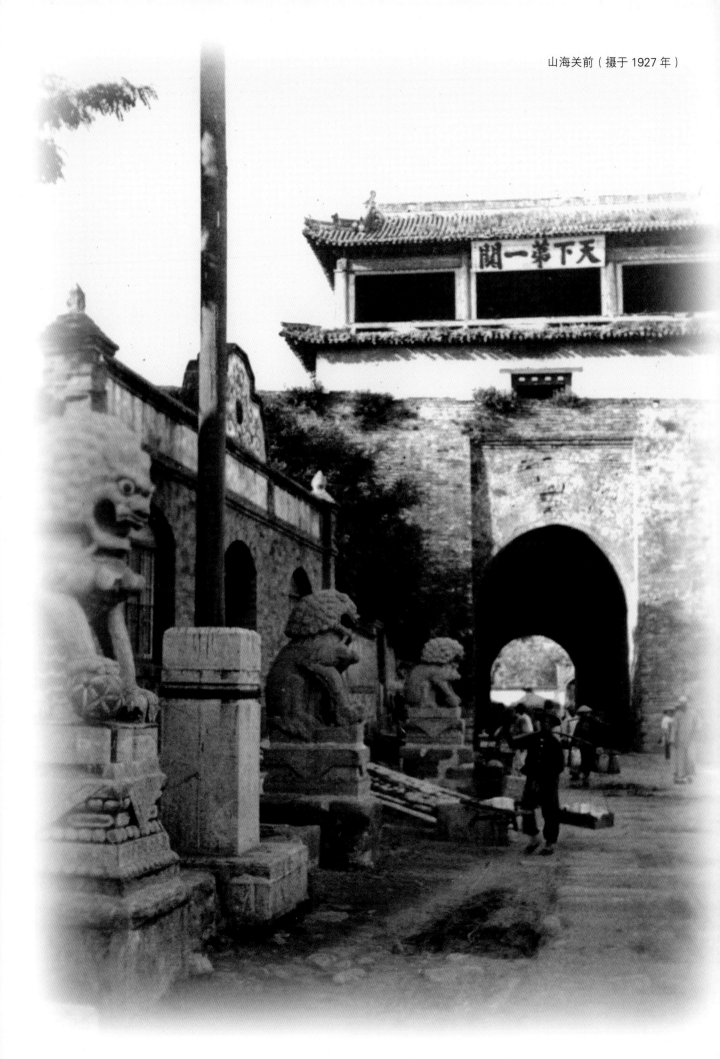

山海关前（摄于 1927 年）

履痕处处

○ 中山陵
○ 邯郸
○ 古长城
○ 小五台
○ 玉泉山
○ 雷峰塔
○ 外滩
○ 北戴河

1919 年，蒋汉澄分别以第二名、第一名的成绩从邮电学校和英语夜校毕业，因成绩优异，被选派赴日本留学。正当他英姿勃发，似乎前程似锦之际，命运和他开了一个玩笑：行前体检查出肺结核，不仅留学东洋成为泡影，还不得不前往庐山进行疗养。

在庐山养病期间，一个偶然的机会，他买到一架旧照相机，并从此与摄影结下了一生之缘。少年时期的美术功底，庐山风光绮丽、变化莫测的景色，激发出强烈的摄影创作激情。一年后，当他奇迹般痊愈的时候，一个合格的摄影师也无师自通了。

1921 年，蒋汉澄先生应聘到南方电报局做工程师，工作主要是设计建设邮电线路。他先后参加苏州、无锡、嘉兴、杭州一带的邮电线路的工作。这一带景色迷人，风光秀丽，工作之余，手持相机，创作了不少摄影作品。其中，1923 年拍摄的雪中远眺雷峰塔颇有意味。因许仙和白娘子闻名的雷峰塔，民间有辟邪驱鬼之说，故常有乡下人将塔砖偷回家。蒋汉澄头年冬天在西湖拍照之后，第二年夏天雷峰塔就坍塌了。鲁迅先生曾经两论雷峰塔倒掉。

1924 年，蒋先生调到北京电报局，常去北京、山海关、承德、邯郸等北方各地工作。北国风光、皇家园林、名胜古迹，更激发出无限创作的激情。逐渐形成自己的风格——构图考究、水墨画意境，因此在当时北京的摄影界崭露头角，成为《时代》杂志、《良友画报》和《世界画刊》等刊物的兼职记者或编辑了。

"黄粱一梦"是中国人熟悉的成语典故。1924 年，蒋先生也曾"一枕梦黄粱"。当然，像那个时代所有的热血青年一样，从他镜下的圆明园中，不难读出"国破山河在"的悲切情怀！

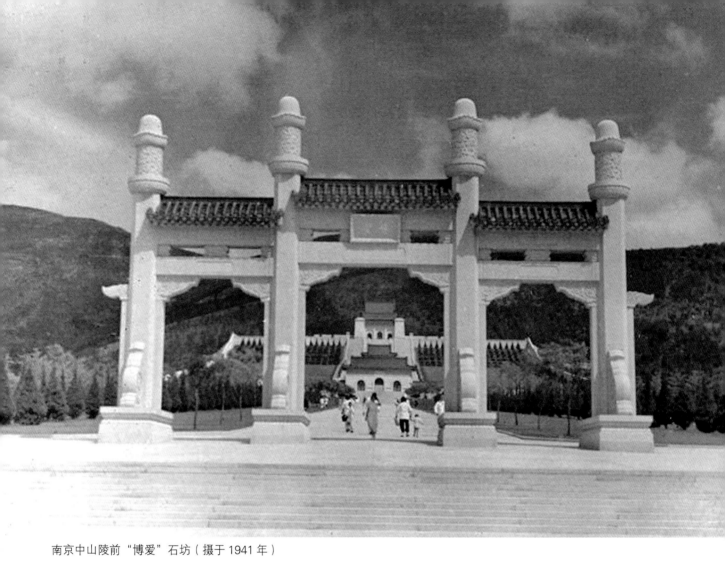

南京中山陵前"博爱"石坊（摄于 1941 年）

南京中山陵陵门（摄于 1941 年）

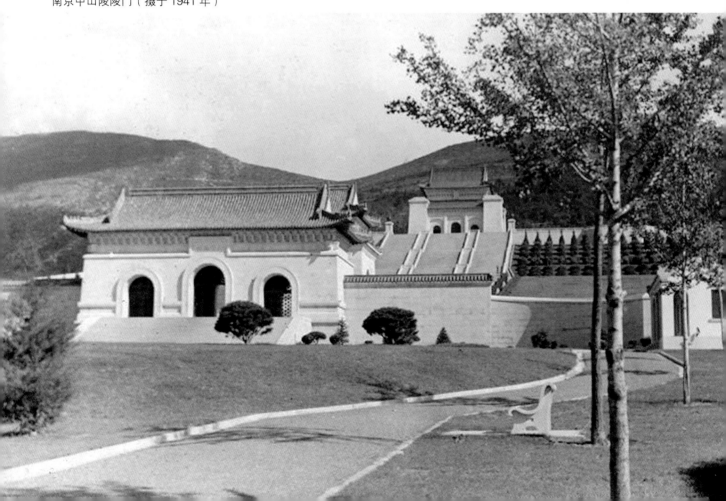

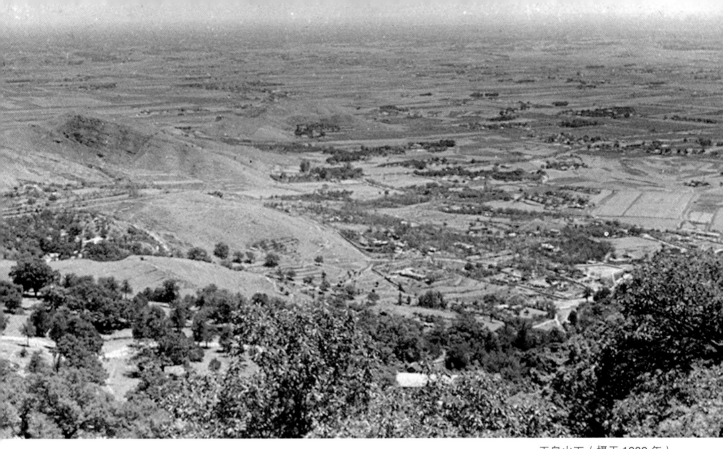

玉泉山下（摄于1929年）

北京西郊玉泉山因山间泉水闻名。明时已列为"燕京八景"之一。明清两代，均为宫廷用水水源。据传，清帝乾隆为验证该水水质，命太监特制一个银质量斗，用以秤量全国各处送来名泉水样，其结果是：北京玉泉水每银斗重一两，为最轻；济南珍珠泉水重一两二钱；镇江中泠泉水重一两三钱；无锡惠山泉、杭州虎跑泉水均为一两四钱。玉泉水含"杂质"最少，质量最好，长期饮用能祛病益寿，故钦定为"天下第一泉"。

远眺玉泉山（摄于1929年）

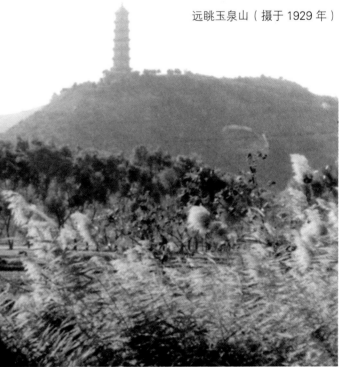

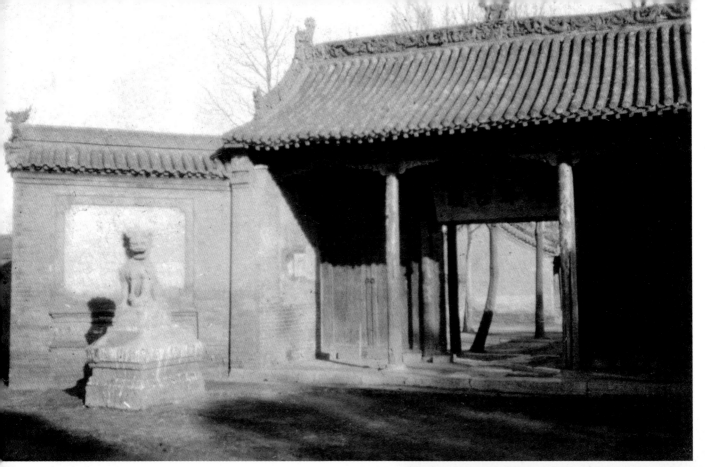

黄粱梦吕仙祠大门前。它位于邯郸市北十公里处的黄粱梦镇，黄粱梦吕仙祠是依据唐代沈既济传奇小说《枕中记》而建，相传明代汤显祖的《临川四梦》之一的《南柯记》，即始于此（摄于1924年）

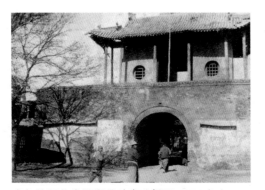

当年的河北省邯郸县政府（摄于1924年）

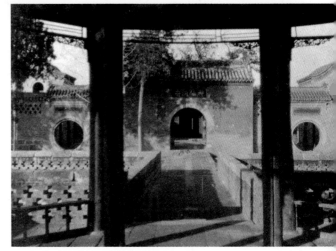

黄粱梦吕仙祠内景（摄于1924年）

邯郸市武灵丛台（摄于1924年）

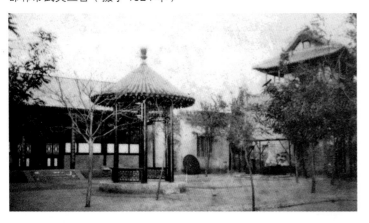

武灵丛台位于河北邯郸市中心，相传为战国赵武灵王修建的。丛台高7米，东西长60米，南北宽22米，台前翠柏夹道，有阶石可登台上，进门壁上嵌有"滏水东渐，紫气西来"八个大字。北有赵王宫，东有门楼，西有小湖，湖心有亭名望诸榭。台北有"七贤祠"，祠内曾有赵国的程婴、公孙杵臼、韩厥、廉颇、蔺相如、赵奢、李牧七君子塑像。清朝乾隆皇帝在这里留下了"传闻好事说丛台，胜日登临霁景开"的诗句。

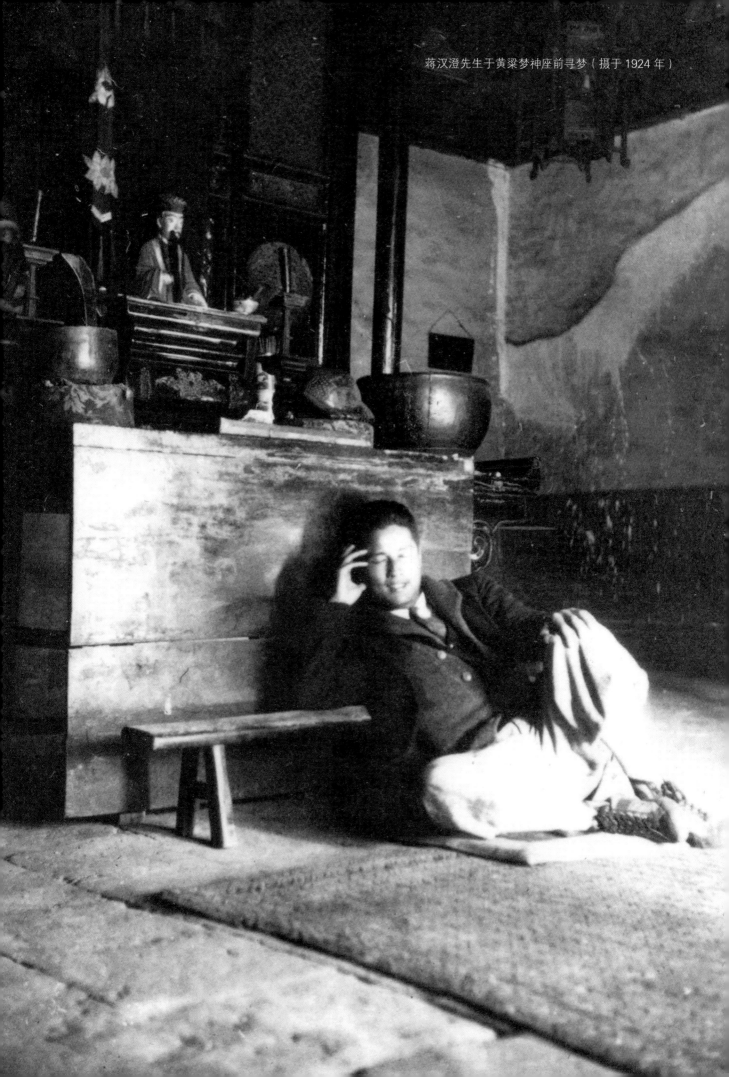

蒋汉澄先生于黄粱梦神座前寻梦（摄于 1924 年）

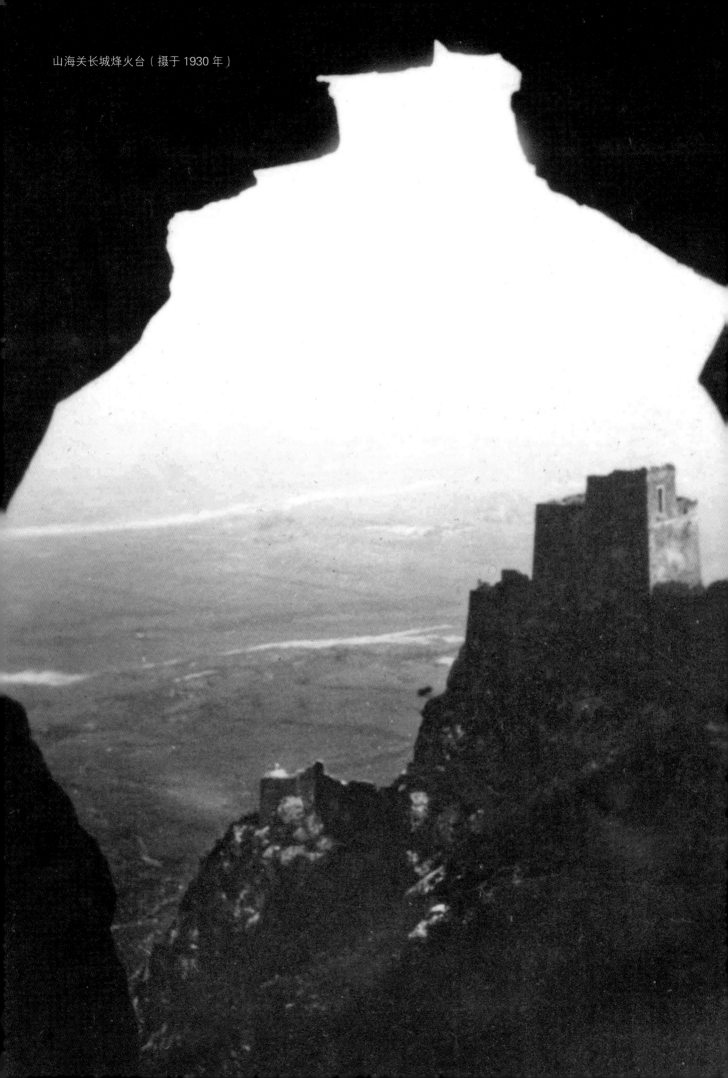

山海关长城烽火台（摄于 1930 年）

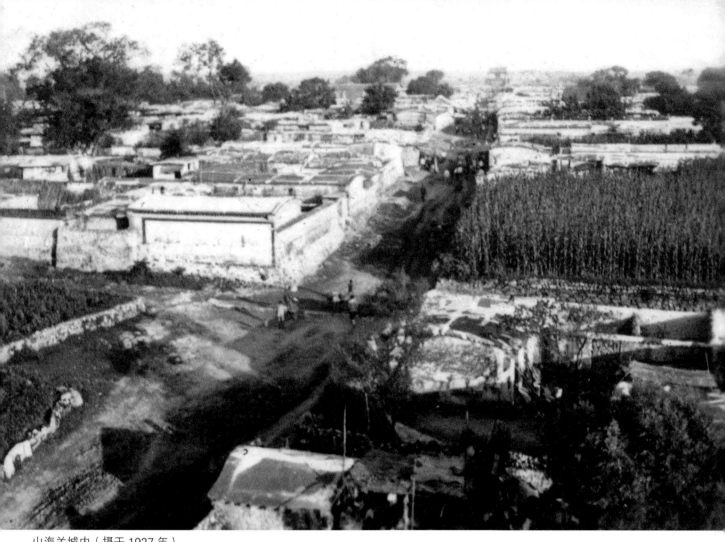

山海关城内（摄于 1927 年）

山海关城外（摄于 1927 年）

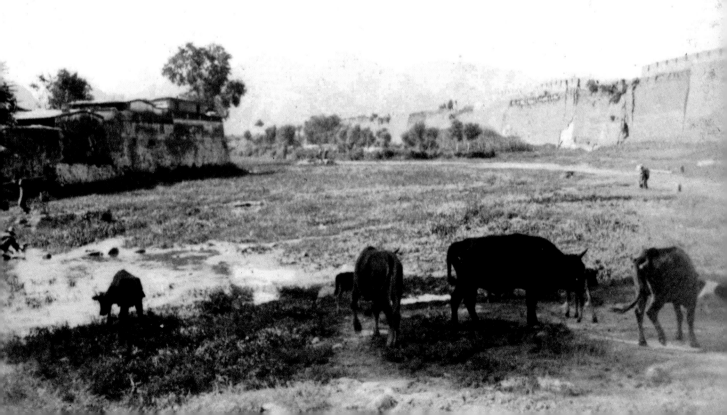

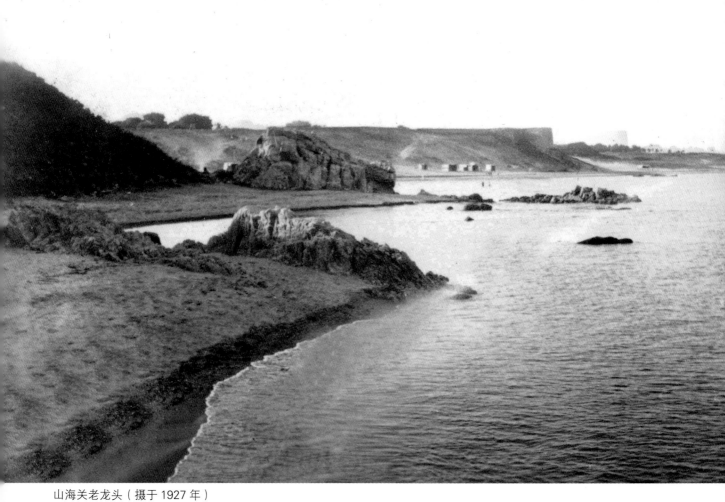

山海关老龙头（摄于 1927 年）

山海关古长城即景之一（摄于 1929 年）

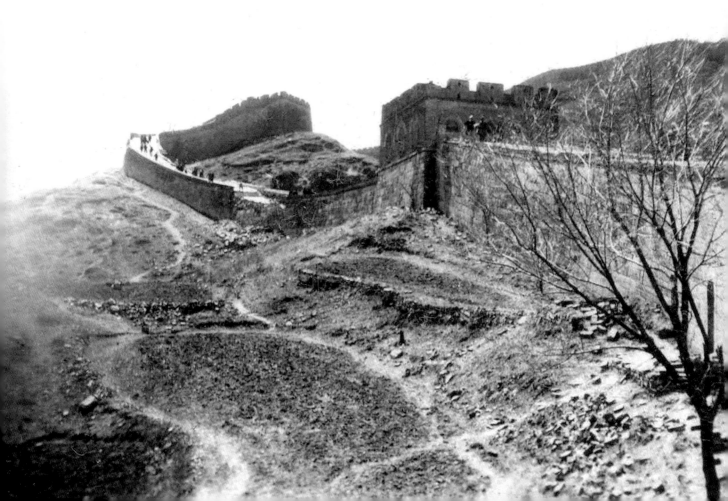

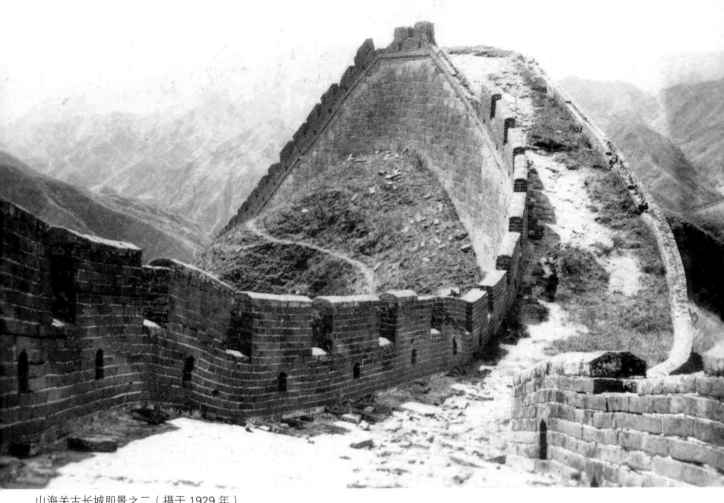

山海关古长城即景之二（摄于 1929 年）

山海关古长城即景之三（摄于 1929 年）

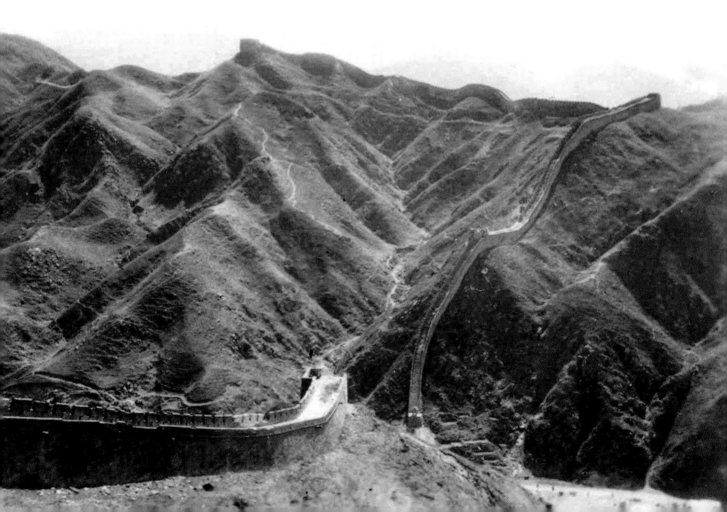

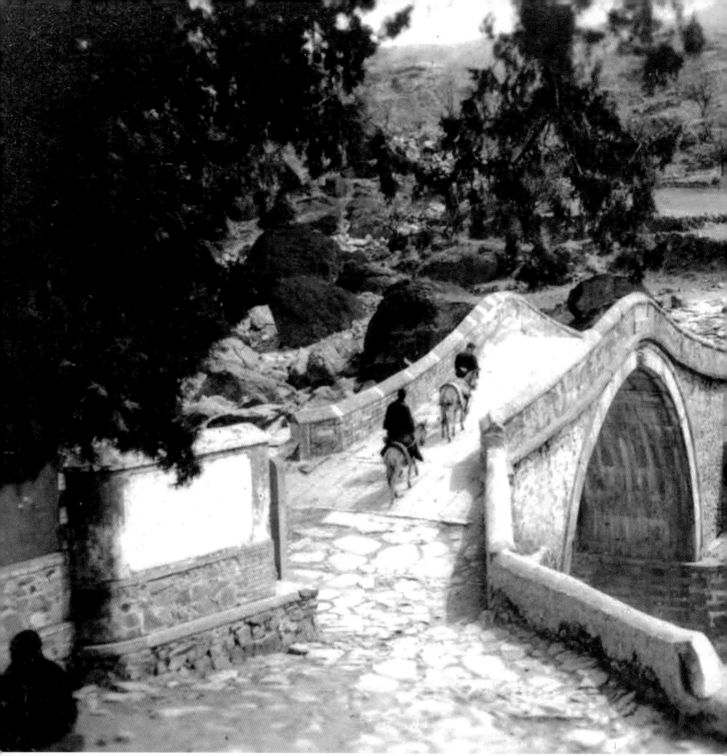

小五台山即景之一（摄于 1925 年）

　　小五台山位于张家口市东南部，其最高峰东台海拔为 2882 米，是河北省的最高峰、太行山主峰。因有东、西、南、北、中五个突出的山峰，因而得名小五台。由于海拔高，小五台气候垂直分布明显，"一山有四季，咫尺不同天"。小五台因风光迤逦，古迹众多，自古香火鼎盛，游人如织。

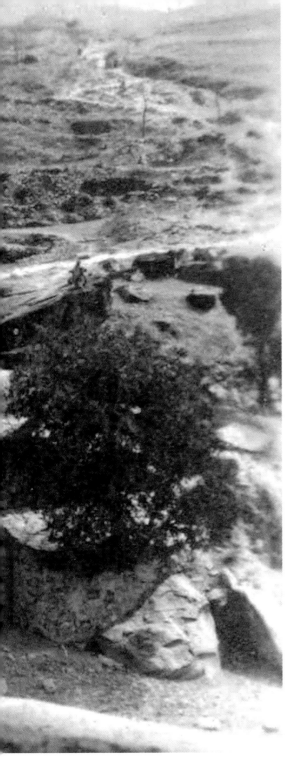

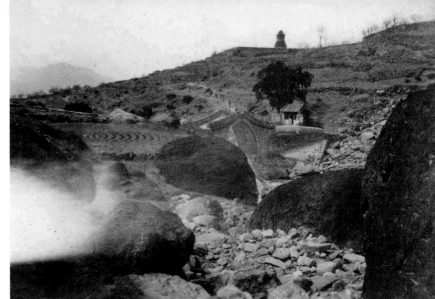

小五台山即景之二（摄于 1925 年）

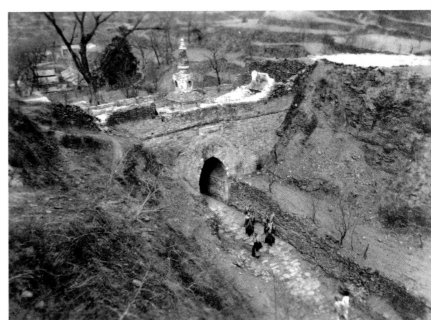

小五台山即景之三（摄于 1925 年）

小五台山即景之四（摄于 1925 年）

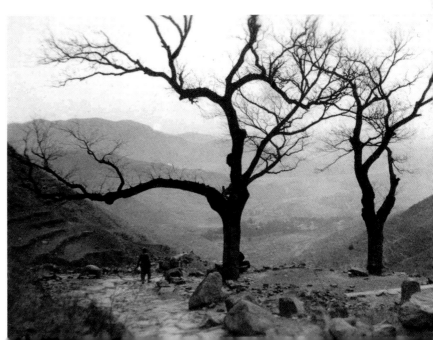

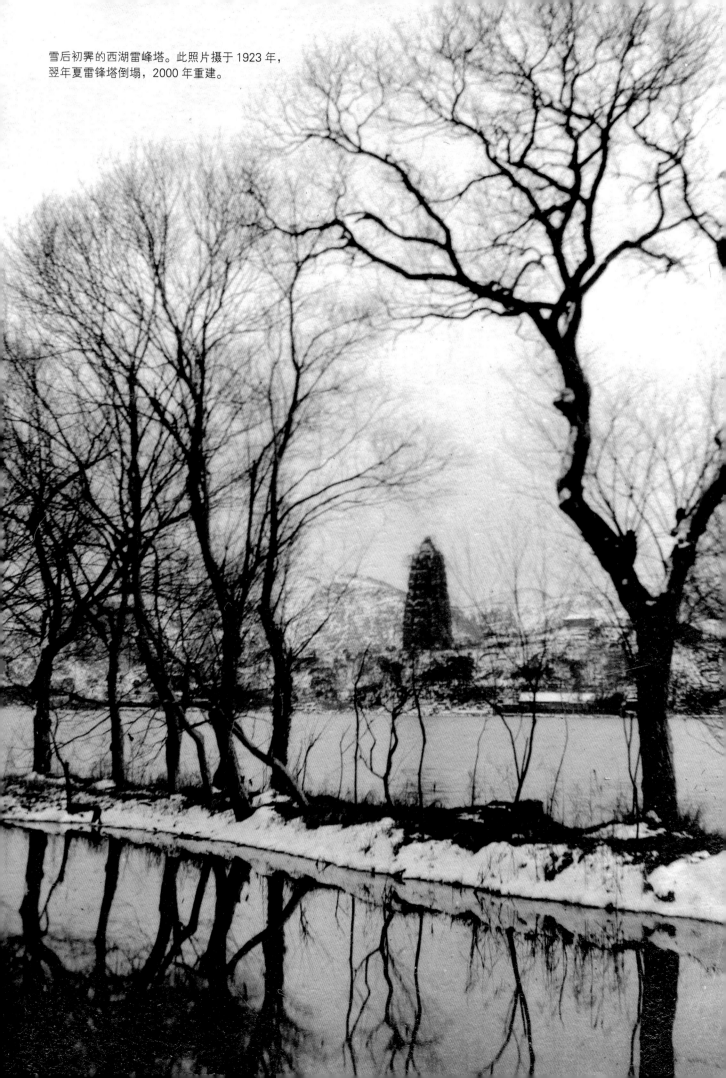

雪后初霁的西湖雷峰塔。此照片摄于1923年，翌年夏雷锋塔倒塌，2000年重建。

上海外滩（摄于 1928 年）

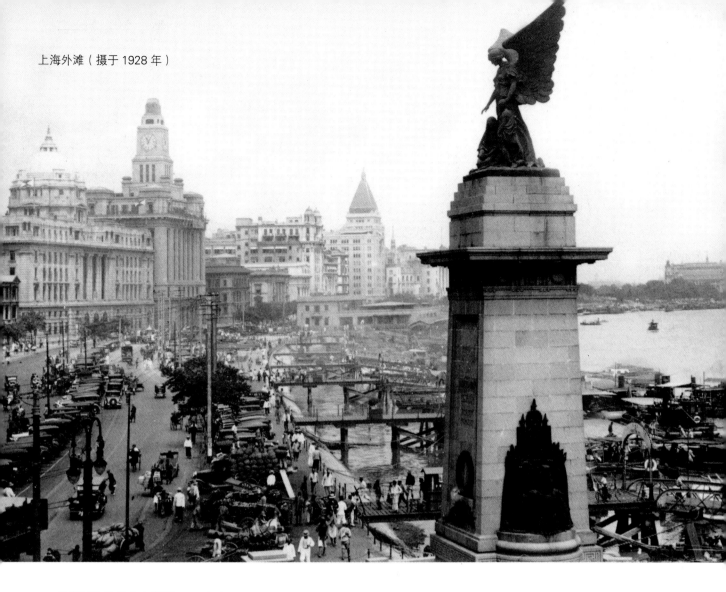

北戴河海边茶座（摄于 1930 年）

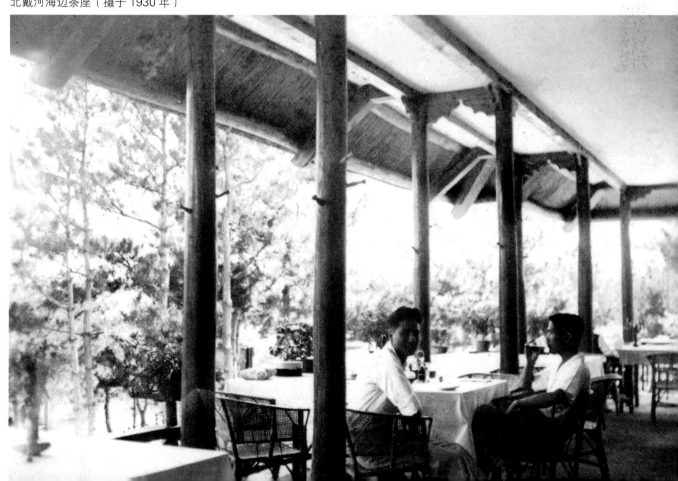

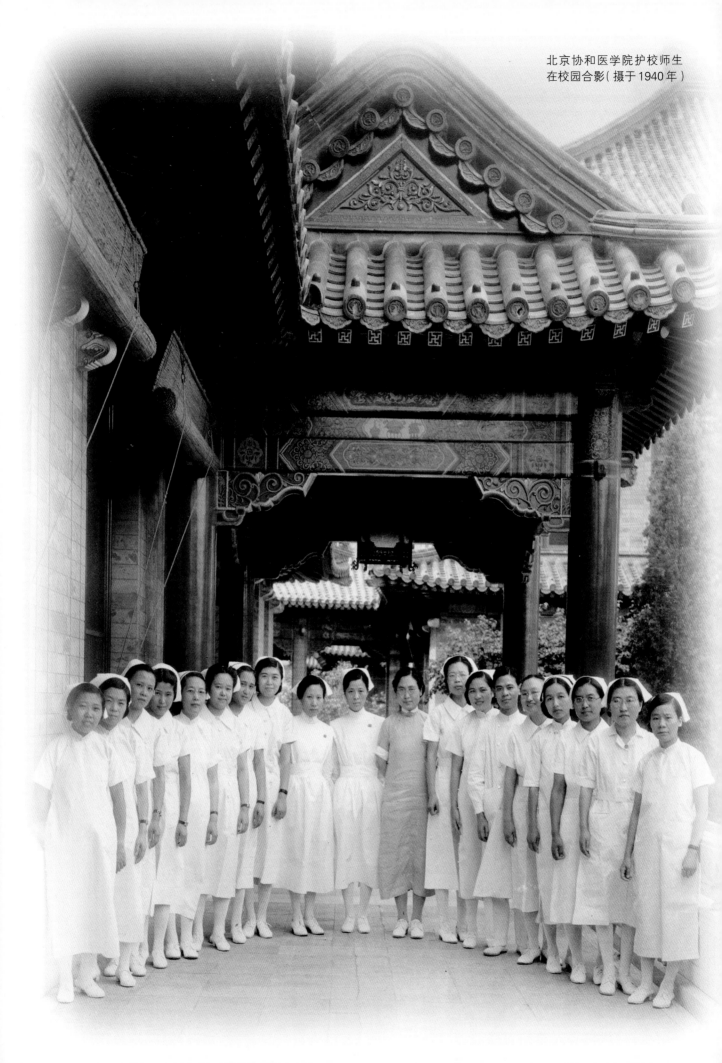

北京协和医学院护校师生
在校园合影（摄于 1940 年）

西风渐进

○ 国立北京图书馆
○ 北师大
○ 协和医学院
○ 公共卫生
（部分图片选自蒋汉澄先生影集）

　　民国的北京依然是全国的文化中心，当时兴建的一些文化教育设施的规模和建筑标准，不仅在全国即使在世界上也堪称一流，至今英姿依旧：1929年兴建，耗资二百四十余万银元的国立北京图书馆，是当时远东地区最先进的图书馆之一，可堪与美国国会图书馆媲美；1923年，经民国教育部正式批准更名的北京师范大学，她由清末京师大学堂演变发展而来，是中国历史上的第一所真正意义上的师范大学。梁启超、李大钊、鲁迅、钱玄同等大师鸿儒曾在这里弘文励教；成立于1917的北京协和医学院，建筑中西合璧、典雅恢弘，她以研究型、少而精、名家辈出而闻名于世。若细细观摩当年的留影，不难寻到大师、以及蕴育大师的印迹。

　　民国时期，北京的公共卫生可圈可点。1925年，北京协和医学院公共卫生系与京师警察厅，合办"京师警察厅试办公共卫生事务所"，1928年改称"北平市卫生局第一公共卫生事务所"。管辖范围大致在今天的朝阳门到崇文门地区，服务人口从初期5万人扩大到后来的10万人。第一卫生事务所的工作，包括本区内出生与死亡人数统计、环境卫生、卫生教育，举办公共卫生医师及护士进修班、培训旧接生婆等，同时也为协和医学院的学生，提供公共卫生教学和实习基地。原址最初在内务部街，1935年迁至干面胡同。"第一公共卫生事务所"卓有成效的工作，很快在公共卫生、妇幼保健、传染病防治发挥了巨大作用，其经验和模式，很快就在北京、上海、南京等城市推广，乃至成为世界各国学习的榜样。在创办社区卫生的今天，依然有示范的意义。

107

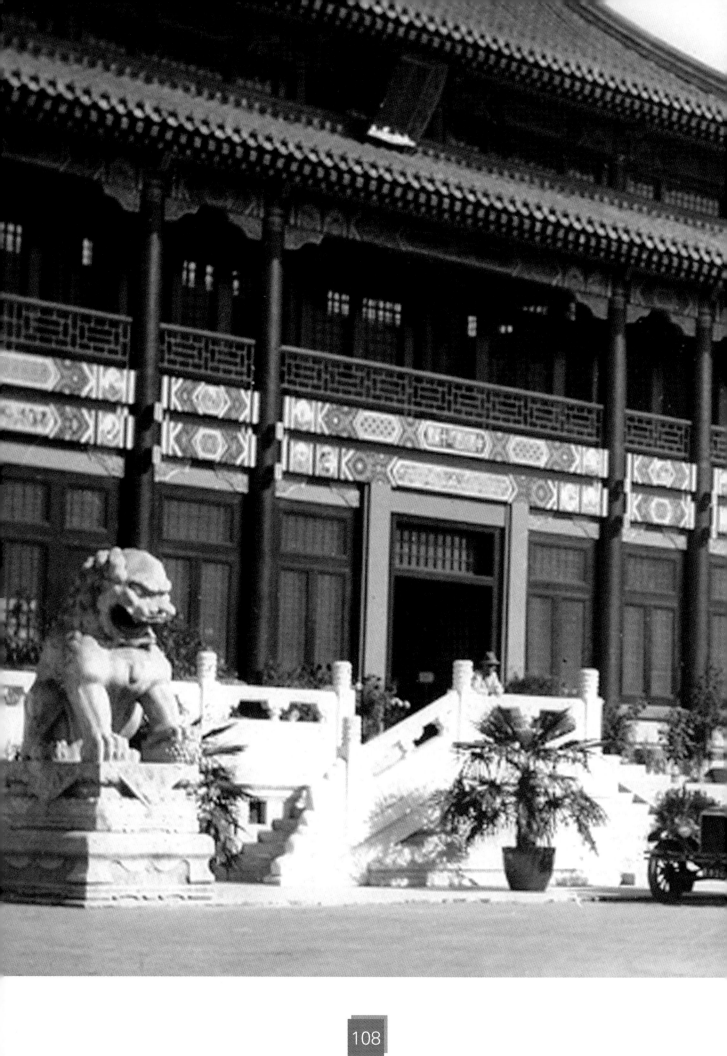

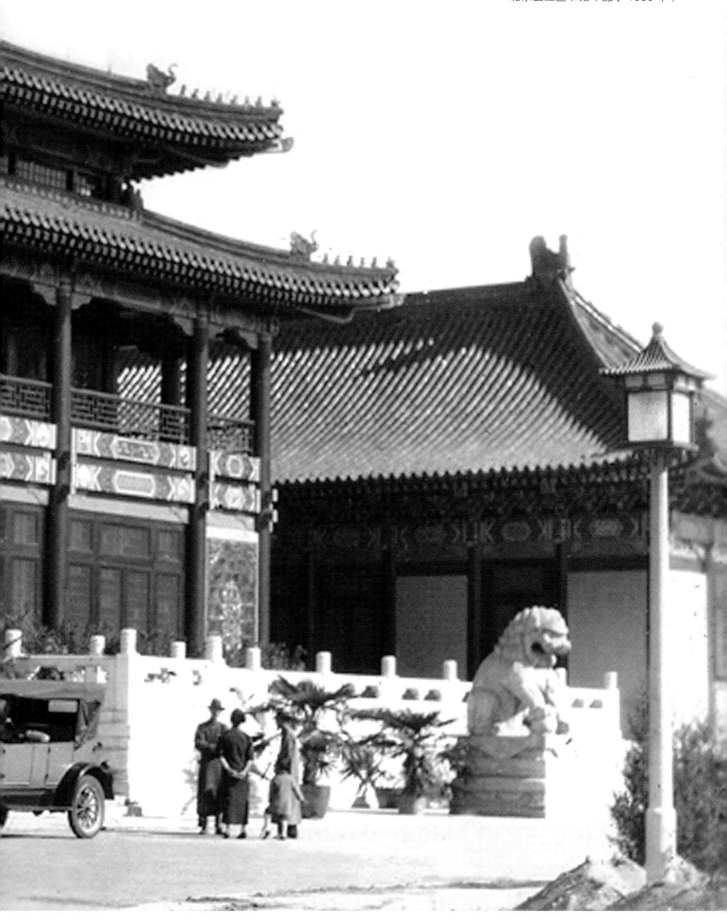

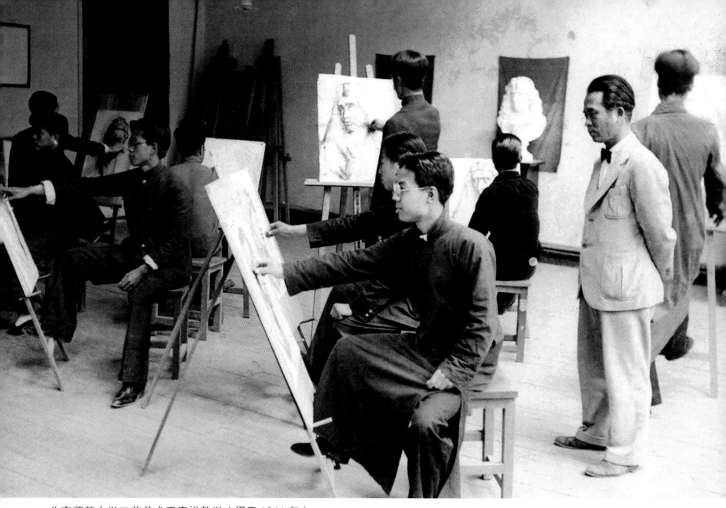

北京师范大学工艺美术系素描教学（摄于 1941 年）

北京师范大学工艺美术系工艺教学（摄于 1941 年）

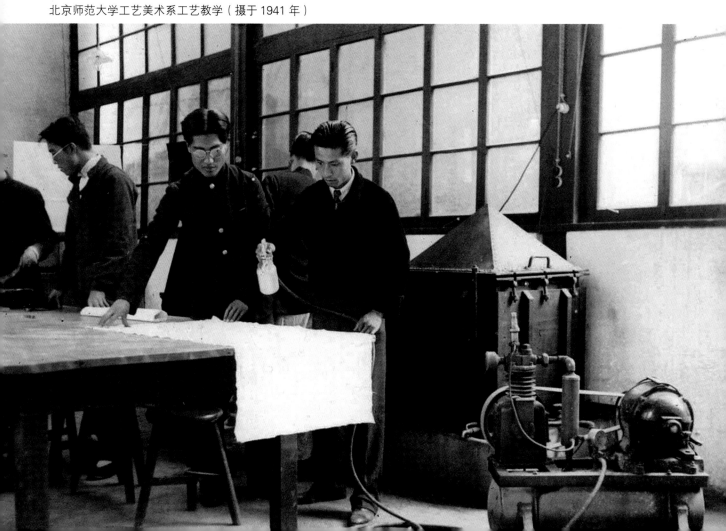

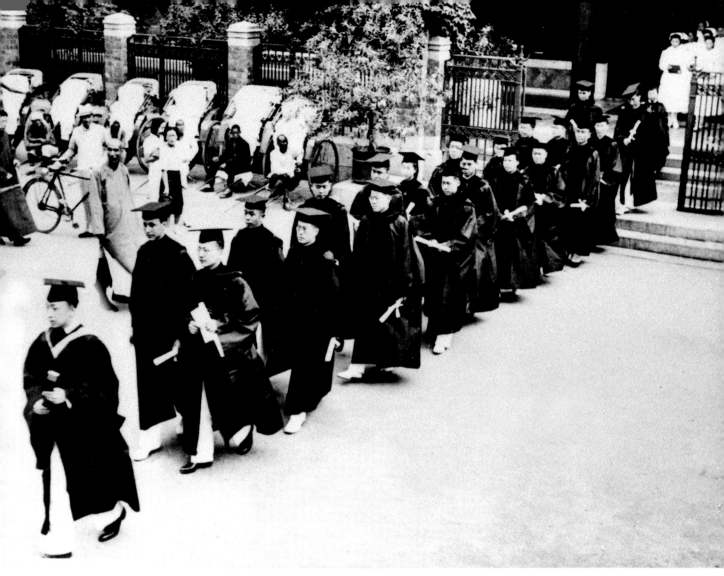

北京协和医学院毕业典礼，队前引导者为原全国人大副
委员长、著名泌尿外科学家吴阶平院士（摄于 1941 年）

北京协和医院眼科教学（摄于 1936 年）

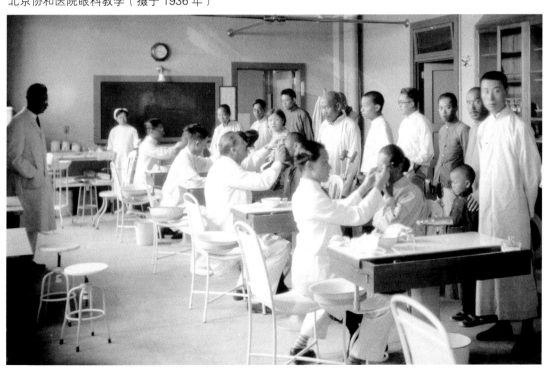

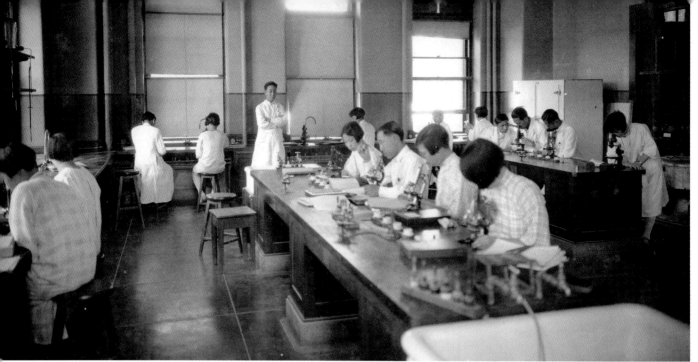

北京协和医学院组织学教学（摄于 1936 年）

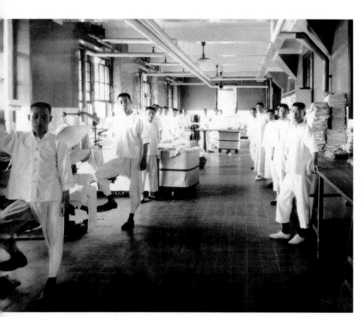

北京协和医院洗衣房（摄于 1936 年）

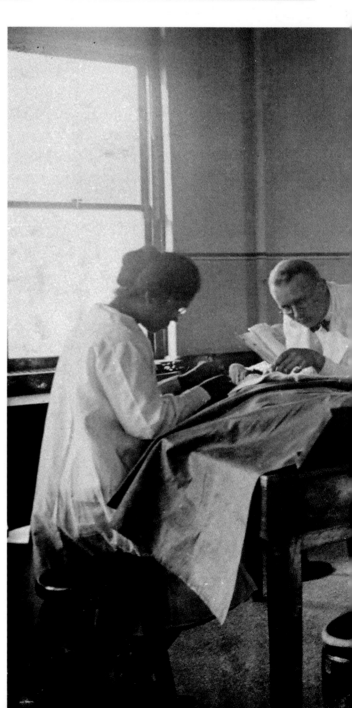

北京协和医学院解剖学教学（摄于 1936 年）

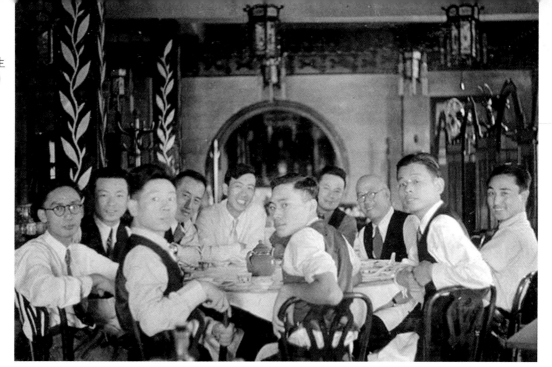

美国芝加哥中国留学生
联谊会（摄于1935年）

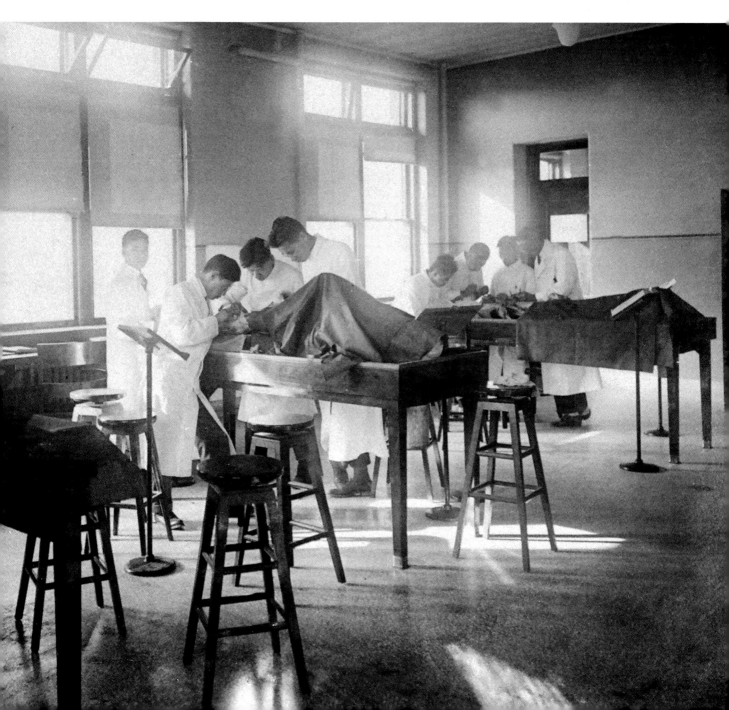

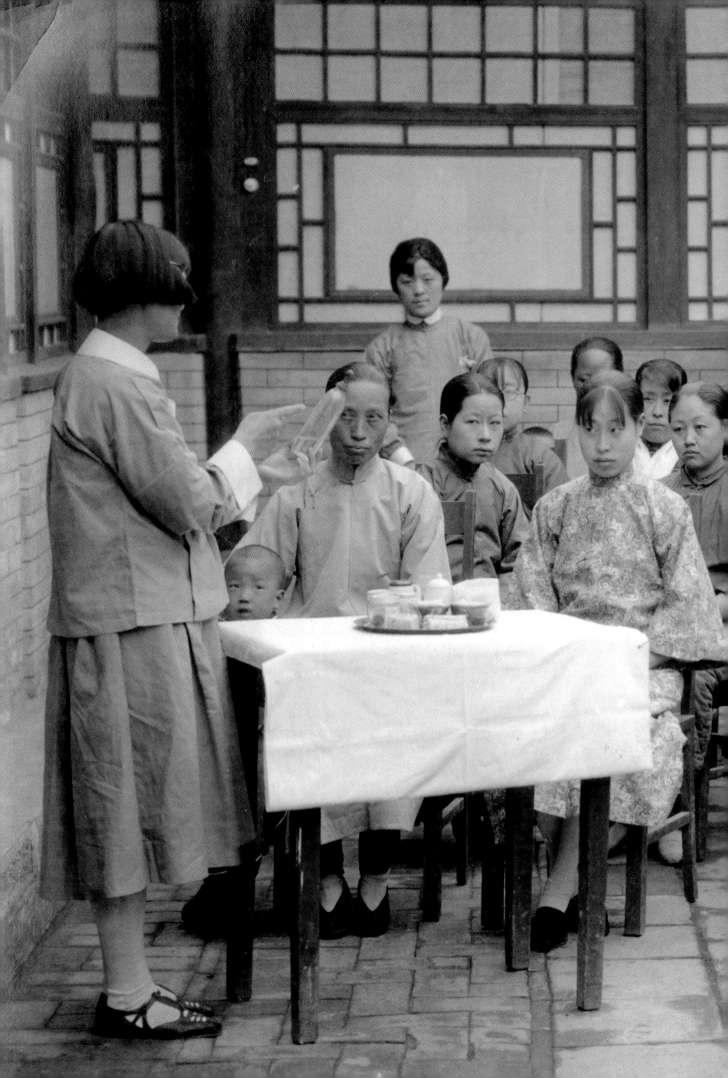

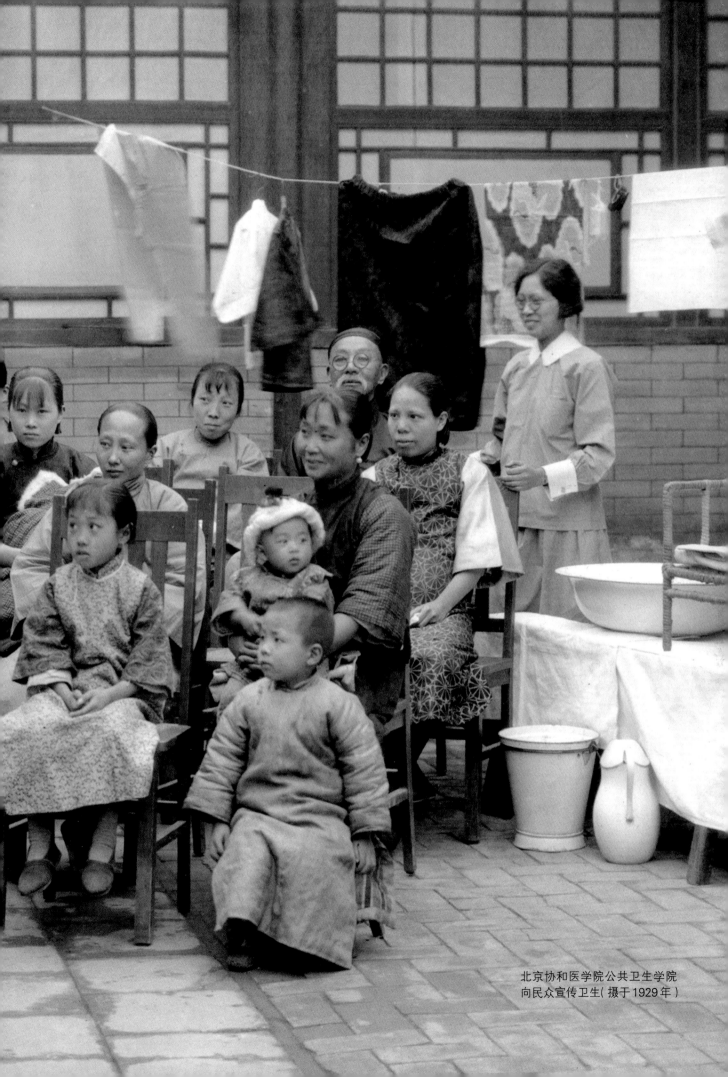

北京协和医学院公共卫生学院
向民众宣传卫生(摄于 1929 年)

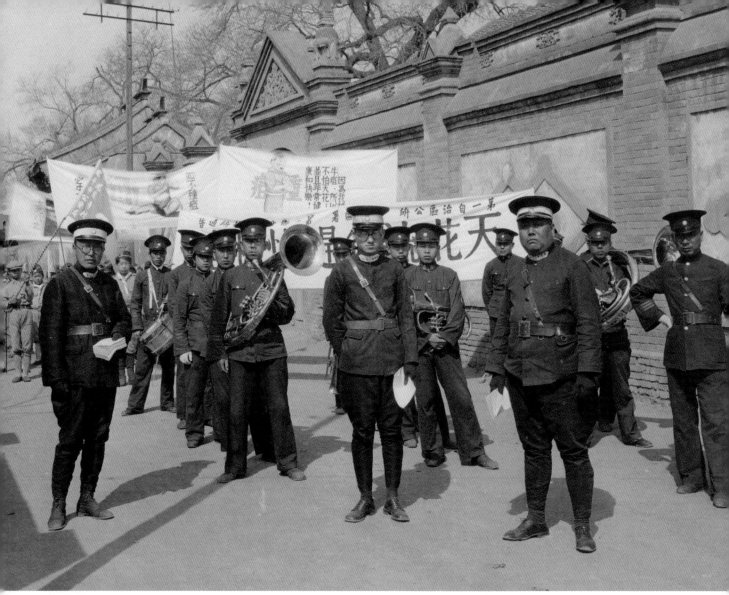

1933 年天花流行，北平市公安局警员配合第一卫生事务所深
入辖区进行公共卫生宣传，动员市民赶快种痘（摄于 1933 年）

北京协和医院放射科医生为病人进行胸部透视（摄于 1934 年）

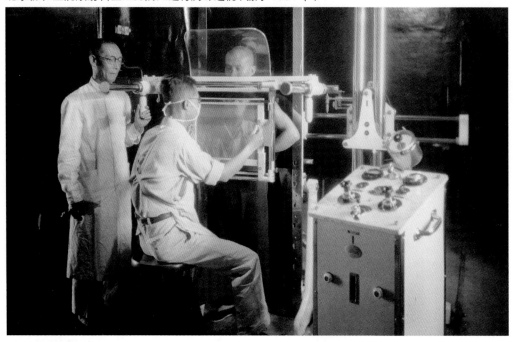

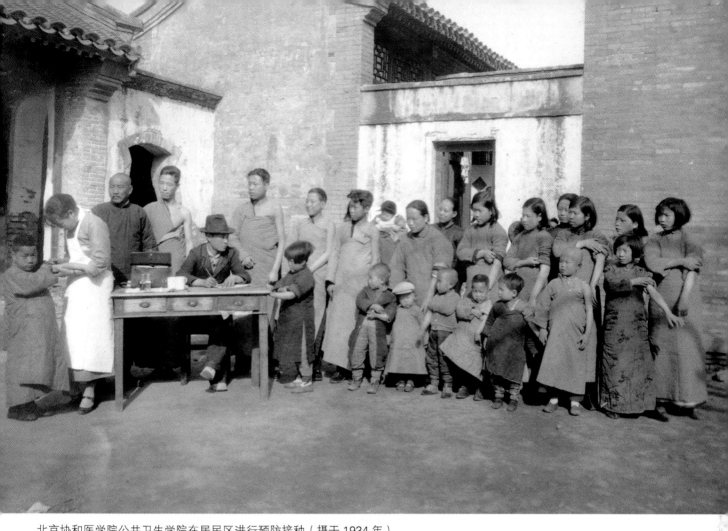

北京协和医学院公共卫生学院在居民区进行预防接种（摄于 1934 年）

北京协和医学院公共卫生学院在居民区，指导辖区儿童讲卫生正确洗手（摄于 1938 年）

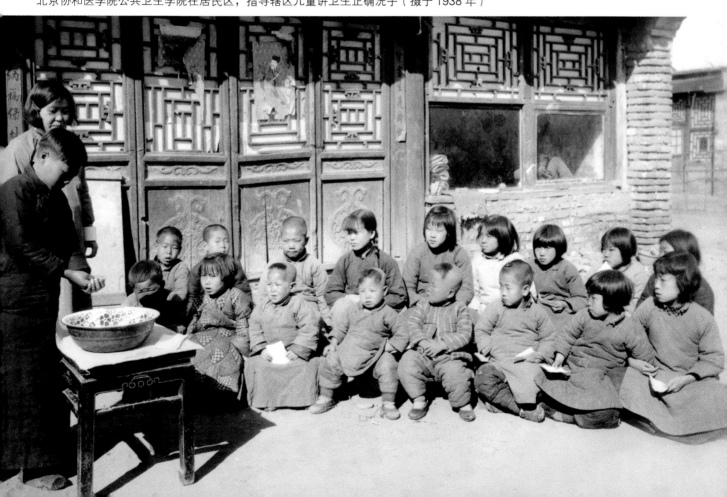

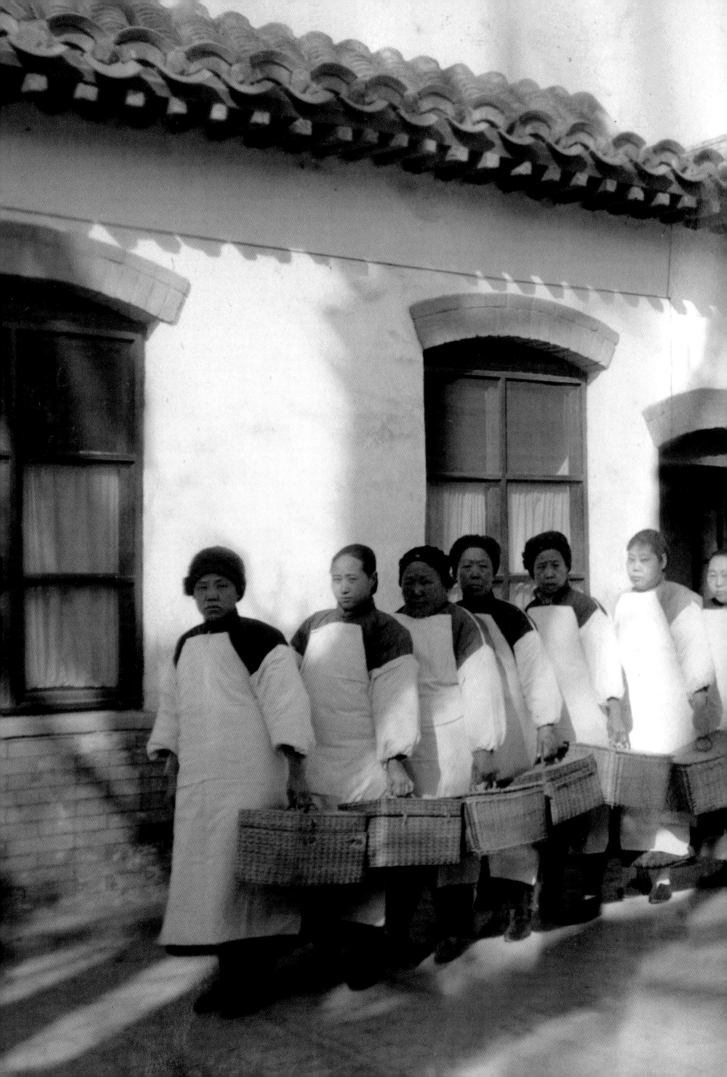

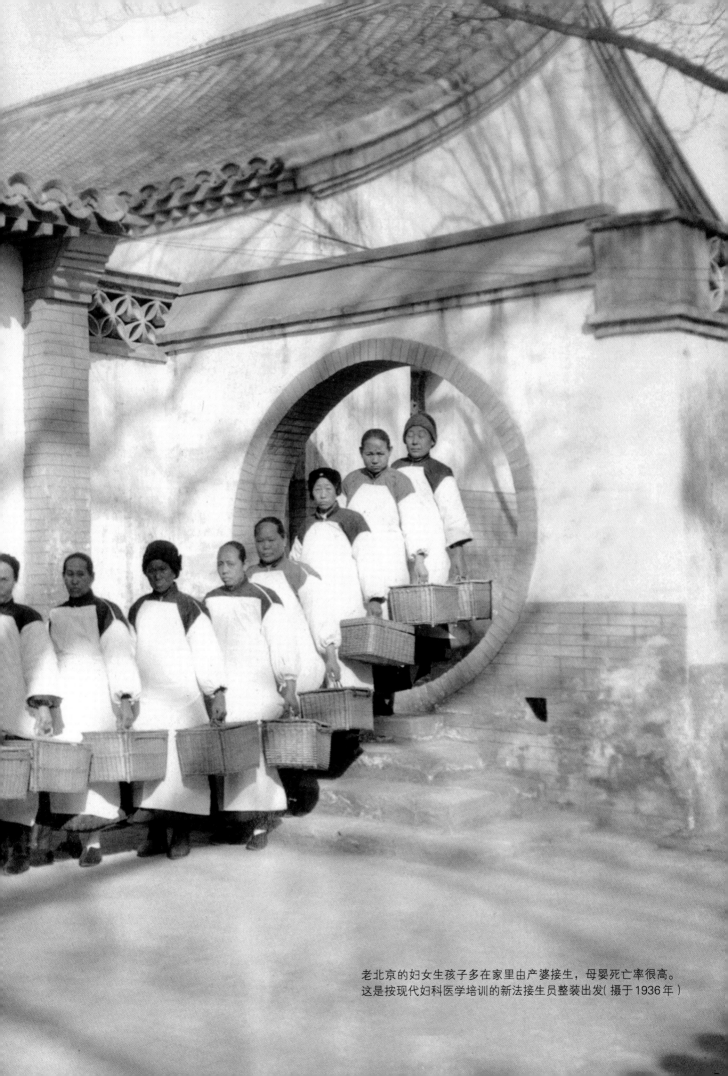

老北京的妇女生孩子多在家里由产婆接生，母婴死亡率很高。
这是按现代妇科医学培训的新法接生员整装出发（摄于1936年）

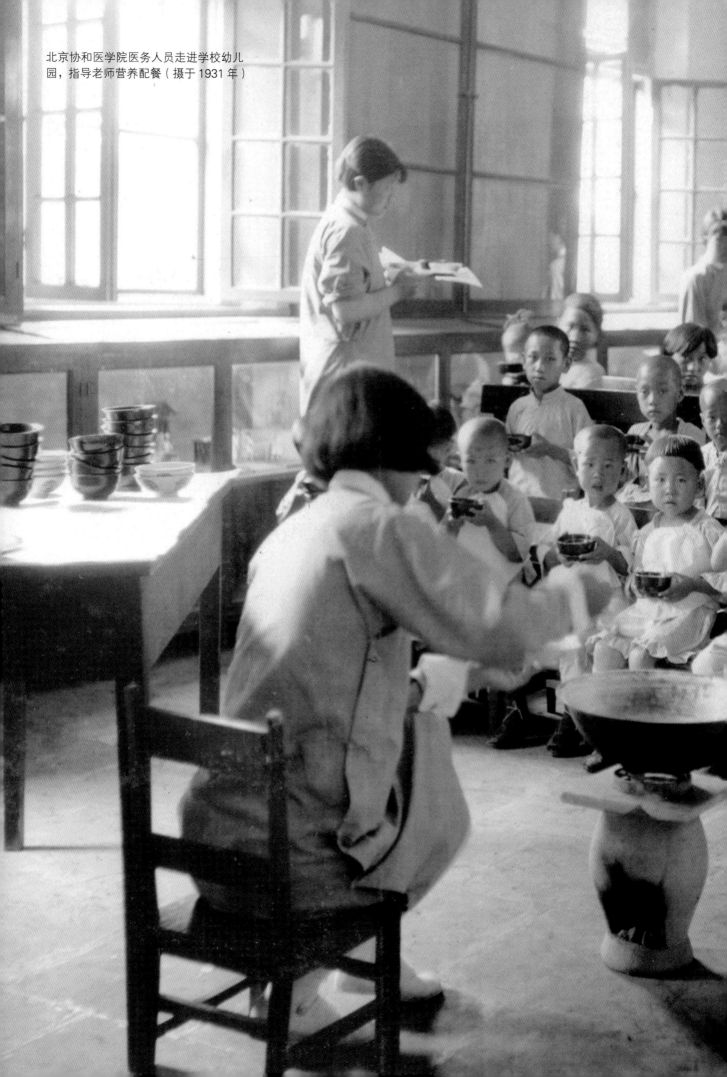

北京协和医学院医务人员走进学校幼儿园，指导老师营养配餐（摄于 1931 年）

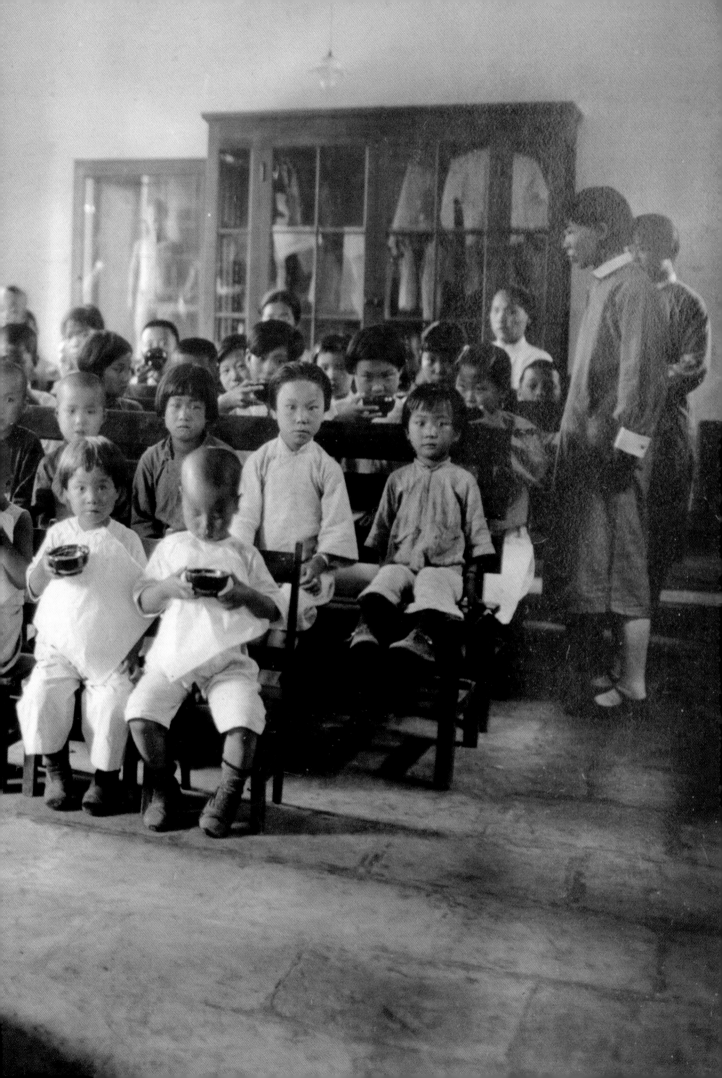

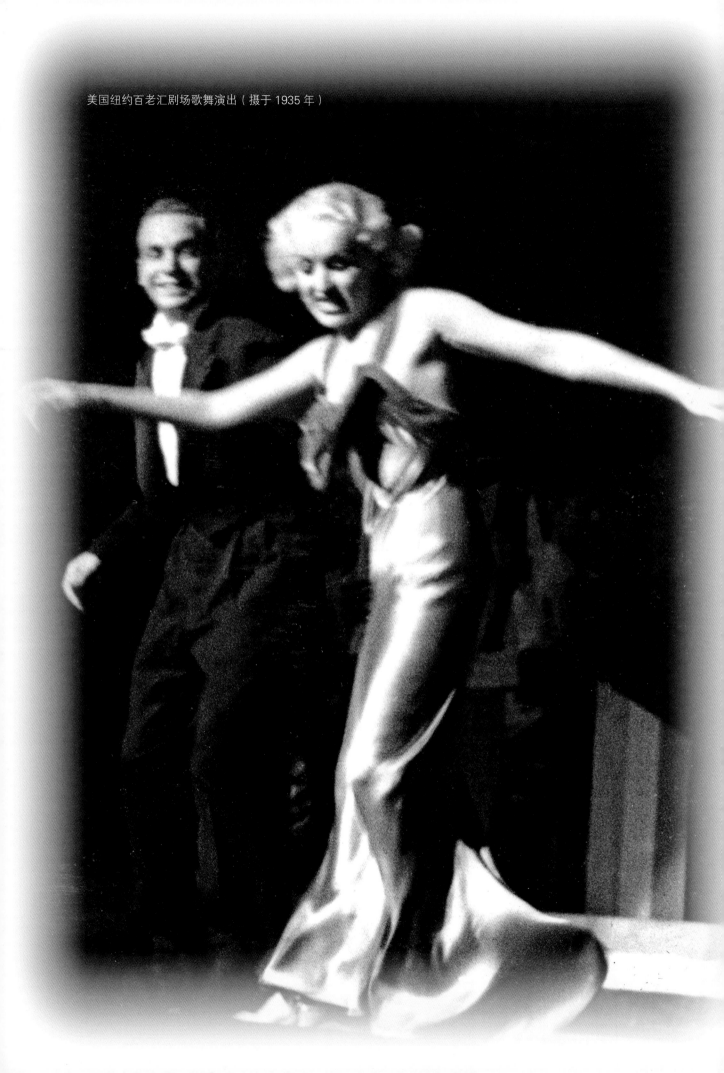

美国纽约百老汇剧场歌舞演出（摄于 1935 年）

西洋东洋

○ **美国面面观**
○ **日本面面观**

民国时期，中国出现了第一次留学热。非东洋即西洋。

1935 年初，协和医学院选派蒋汉澄到约翰霍普金斯大学医学应用美术专业研习医学美术。这是协和第一次选派技术人员出国进修，而蒋汉澄也是该专业的第一位外国留学生。十五年前，蒋汉澄痛失留学东洋的机会，协和医学院却给予他留学西洋的机会，可谓失之东隅收之桑榆。

在霍普金斯大学学习期间，蒋汉澄非常用功，医学绘图水平有了长足进步，为他在中国创建并壮大医学摄影和医学绘图新学科，奠定了坚实的基础。与此同时，徜徉于华盛顿、纽约、芝加哥、旧金山等美国主要城市，异国的人文景观、市井风情，蒋汉澄无不留下深刻记忆，并一一留在镜中。一年后，当他从西洋学成途经东洋，虽然停留短暂，东京、奈良等地的名胜古迹、风土人情，也一样定格于他的相机之中。

斗转星移，世事难料。蒋先生镜下的景色和平异国，数年后一国已是仇敌，一国成为盟友。东西如此凉热！

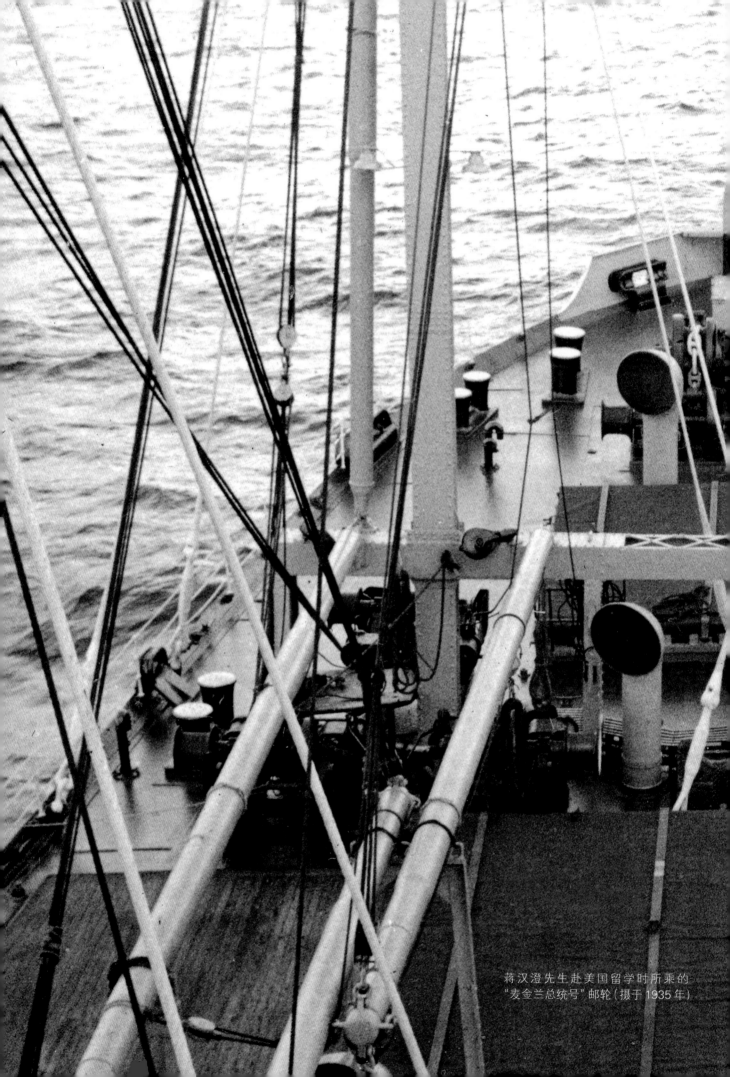

蒋汉澄先生赴美国留学时所乘的
"麦金兰总统号"邮轮（摄于 1935 年）

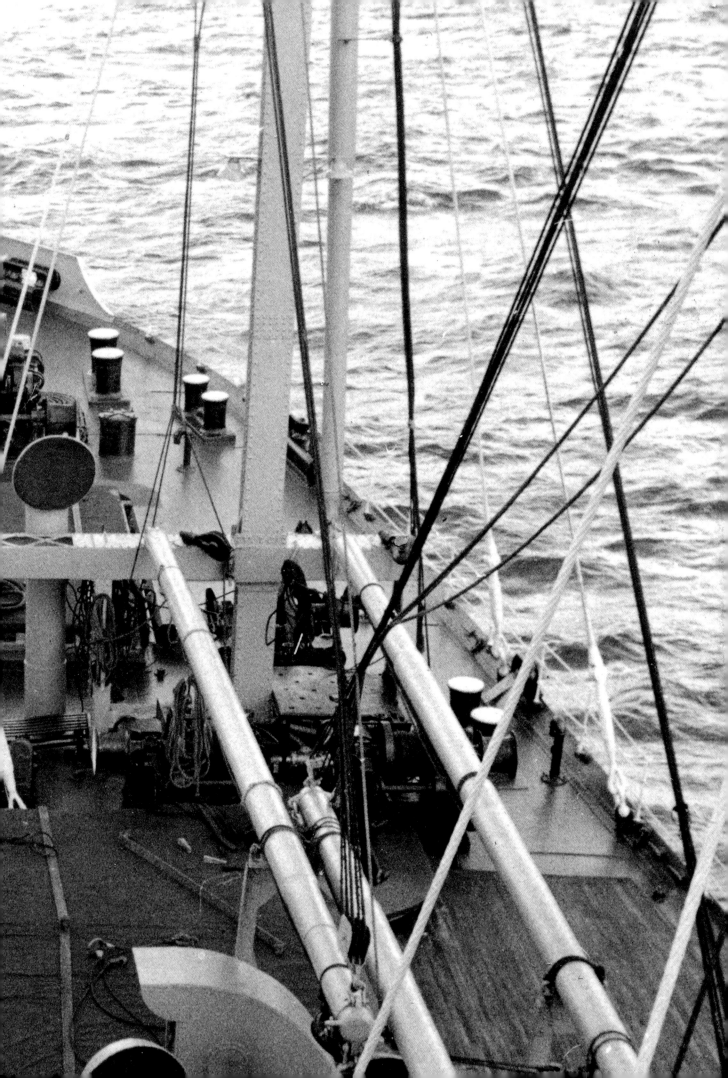

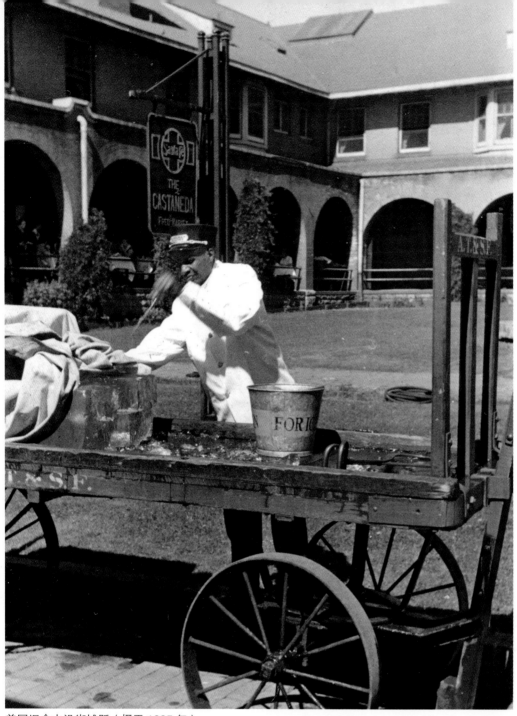
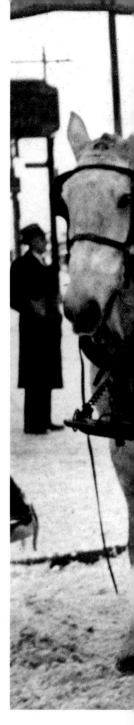

美国旧金山沿街摊贩（摄于 1935 年）

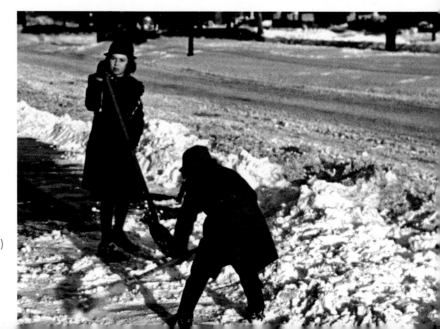

美国巴尔的摩雪景（摄于 1935 年）

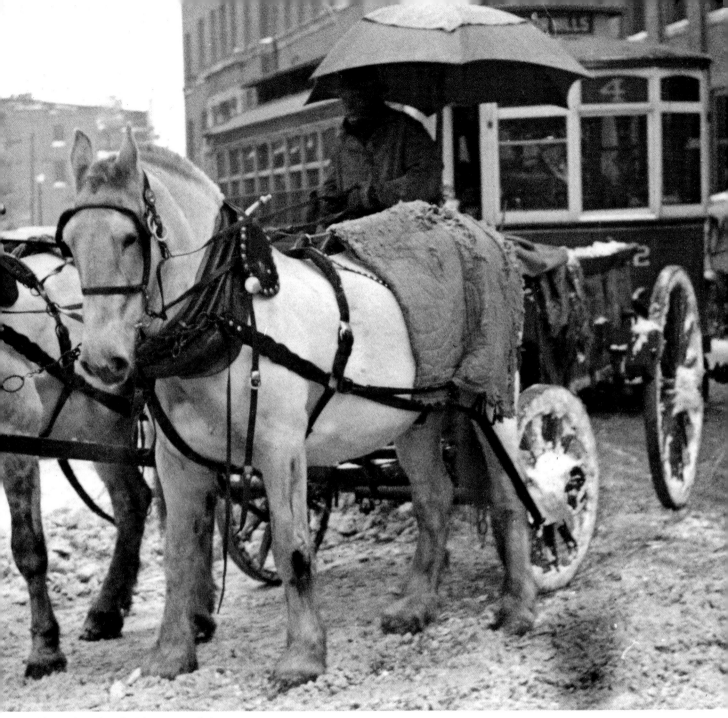

美国巴尔的摩马车（摄于 1935 年）

美国动物园内企鹅（摄于 1935 年）

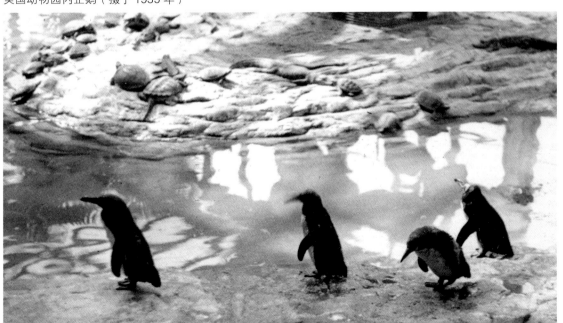

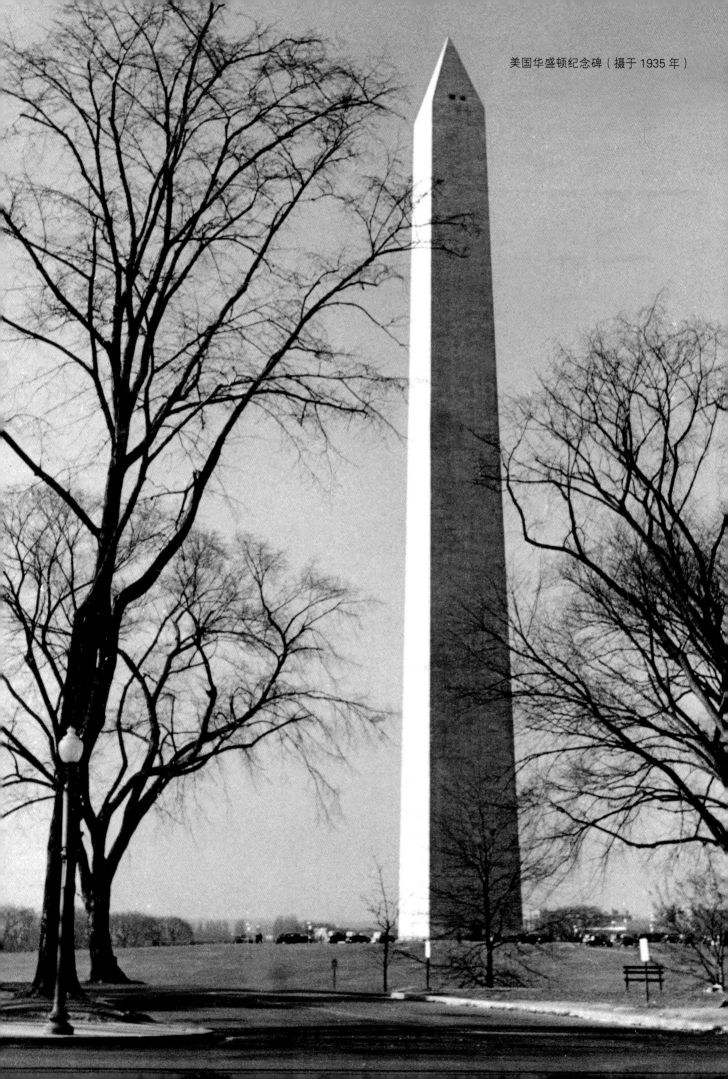

美国华盛顿纪念碑（摄于 1935 年）

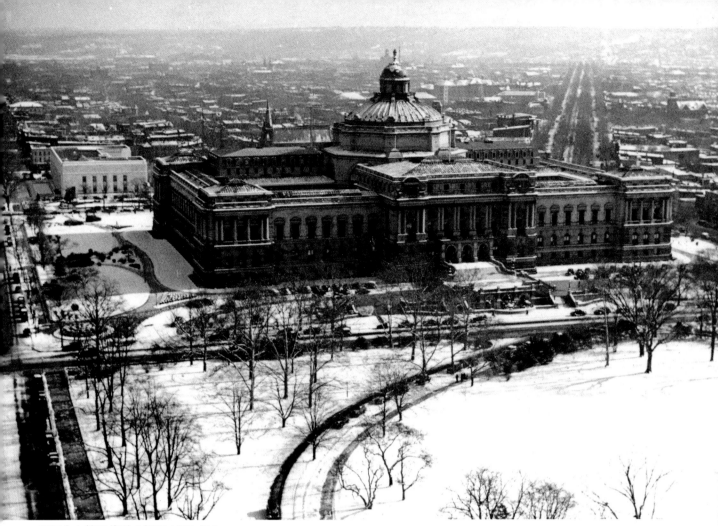

从国会山楼顶俯瞰（摄于 1935 年）

从华盛顿纪念碑内高层远眺华盛顿市区（摄于 1935 年）

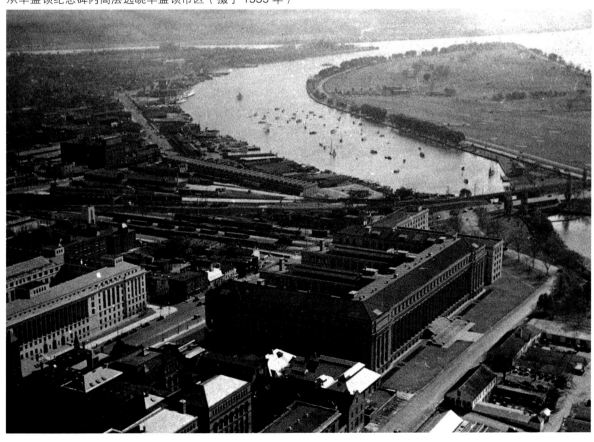

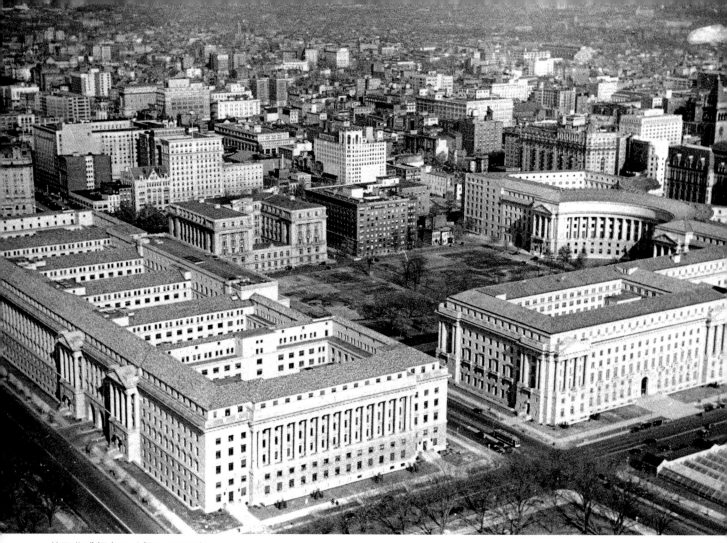

美国华盛顿市区（摄于 1935 年）

美国华盛顿，林肯纪念堂外雕塑（摄于 1935 年）

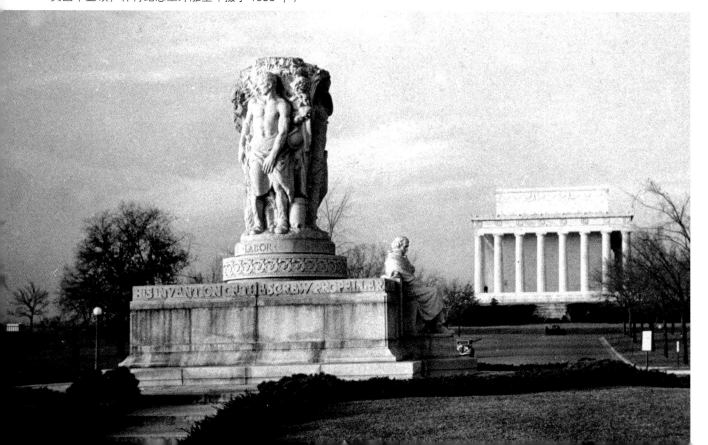

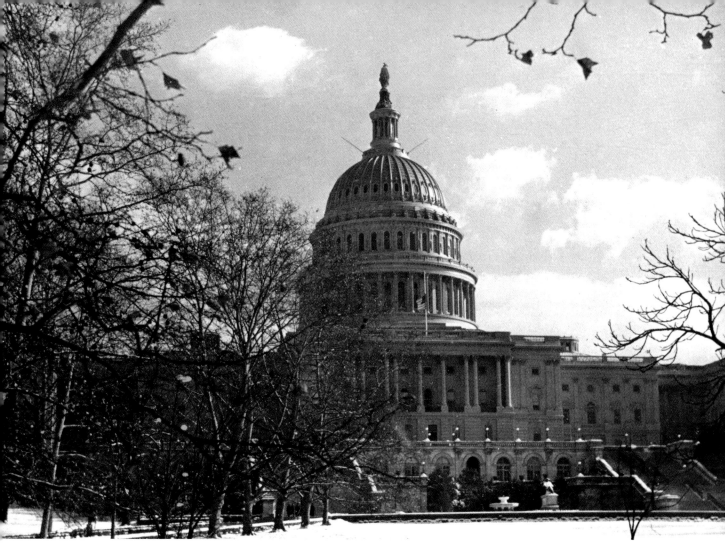

美国华盛顿国会山（摄于 1935 年）

美国洛杉矶水果市场（摄于 1935 年）

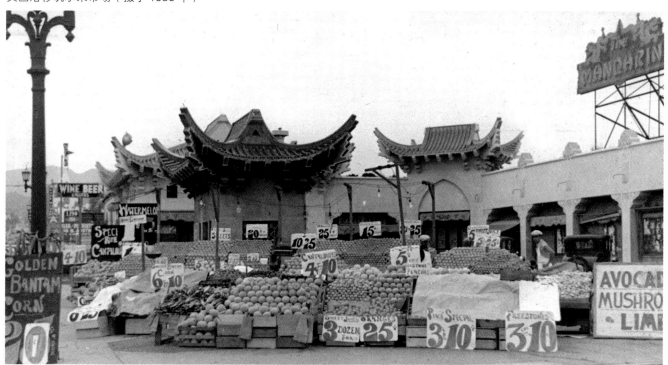

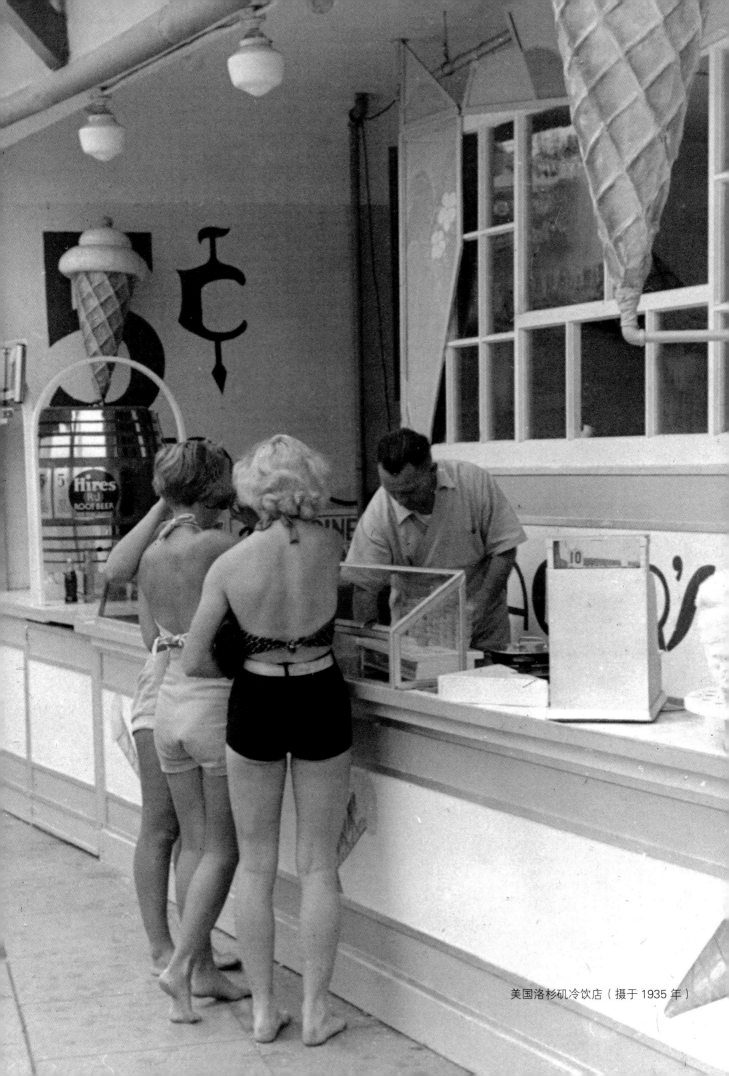

美国洛杉矶冷饮店（摄于 1935 年）

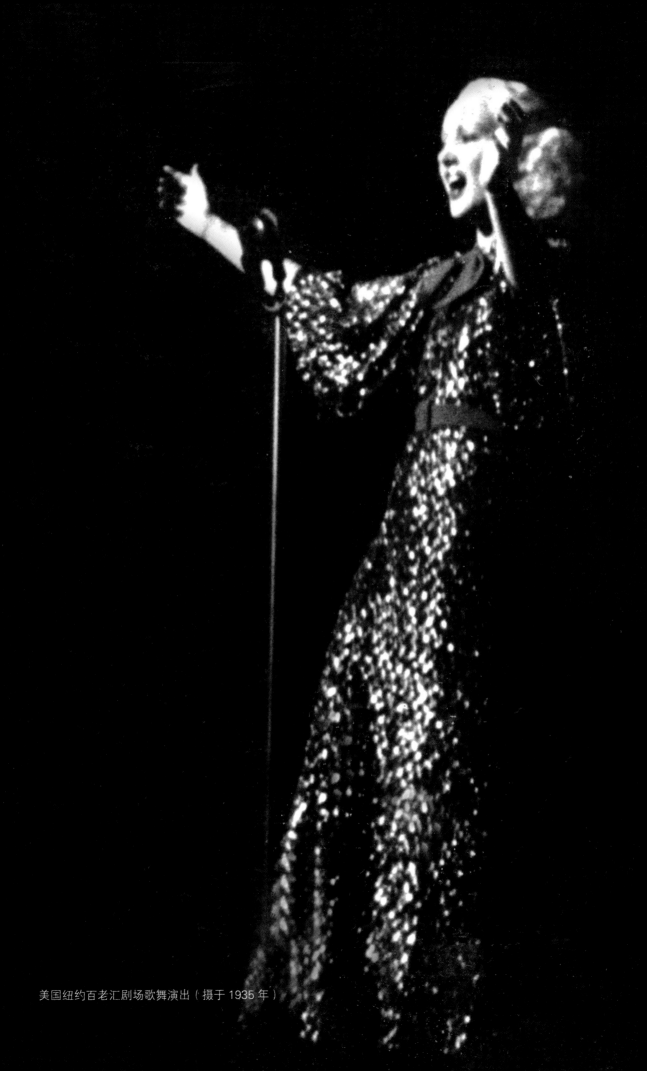

美国纽约百老汇剧场歌舞演出（摄于 1935 年）

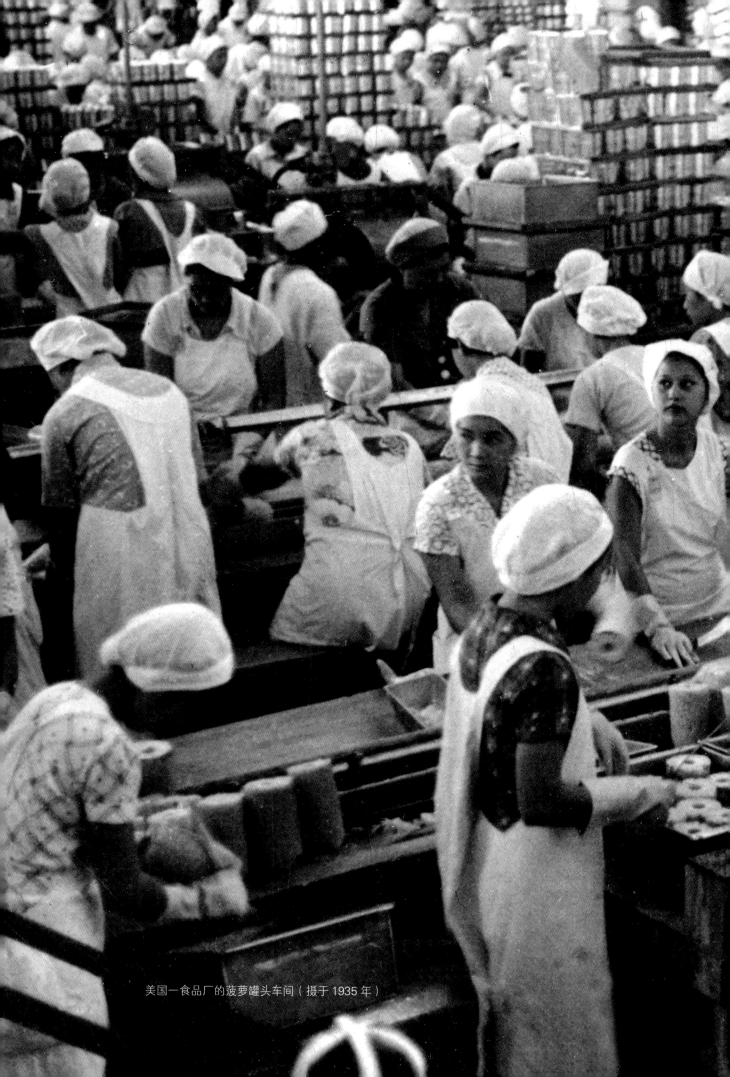
美国一食品厂的菠萝罐头车间（摄于 1935 年）

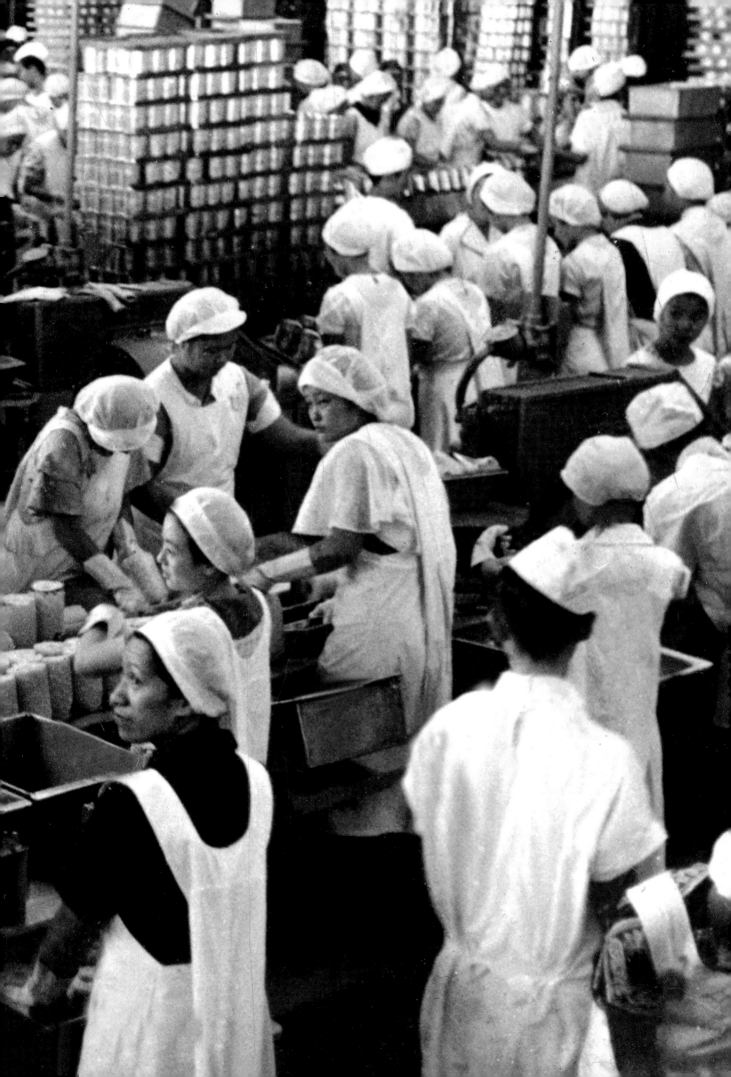

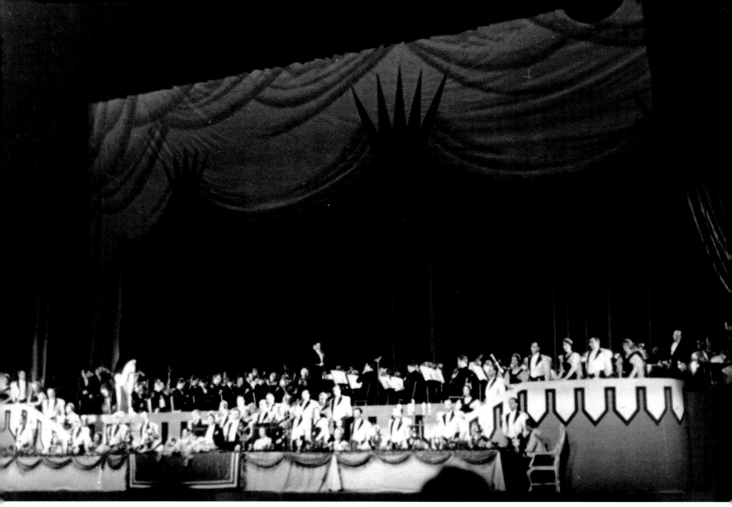

美国纽约百老汇剧场演出（摄于 1935 年）

美国纽约百老汇剧场演出盛大歌舞（摄于 1935 年）

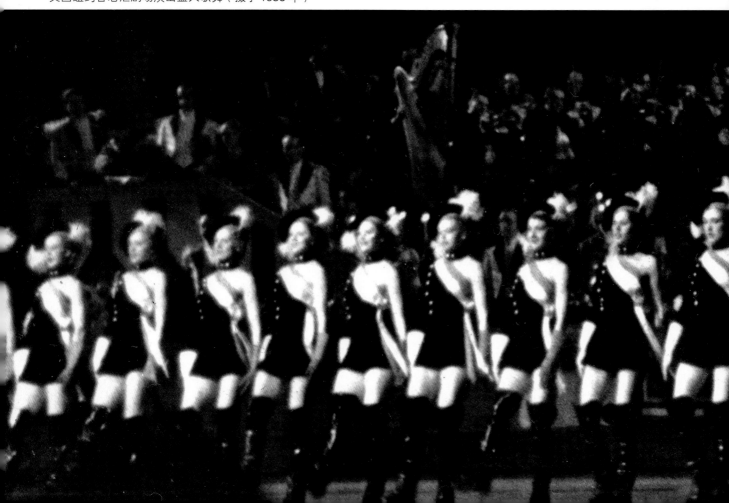

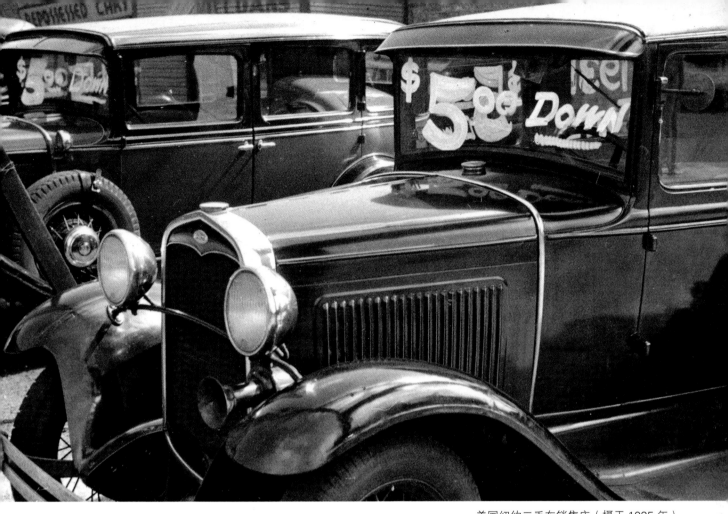

美国纽约二手车销售店（摄于 1935 年）

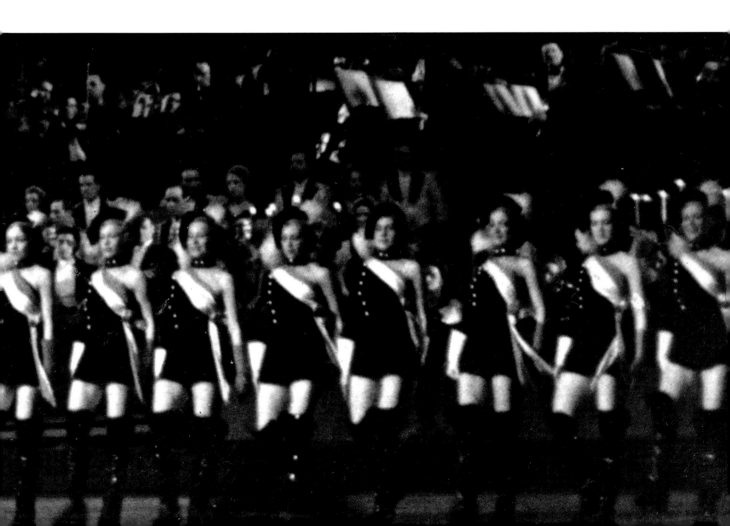

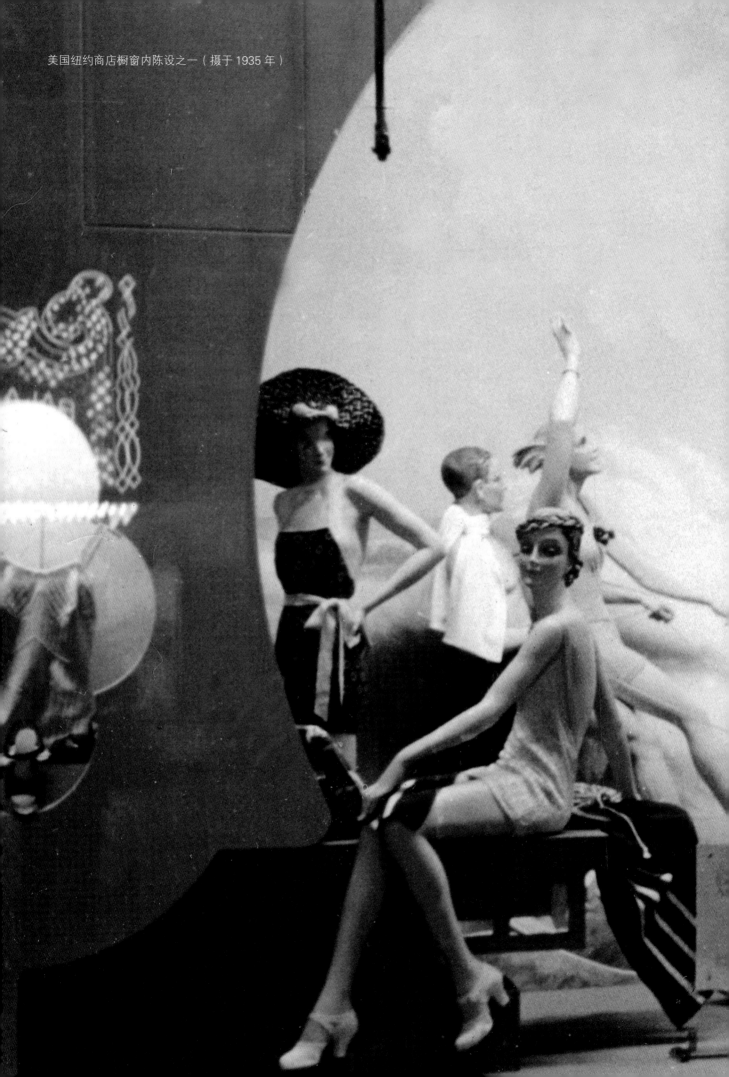

美国纽约商店橱窗内陈设之一（摄于 1935 年）

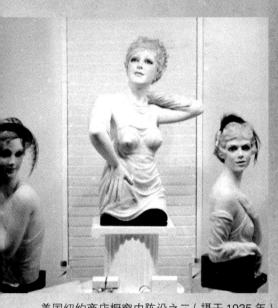
美国纽约商店橱窗内陈设之二（摄于 1935 年）

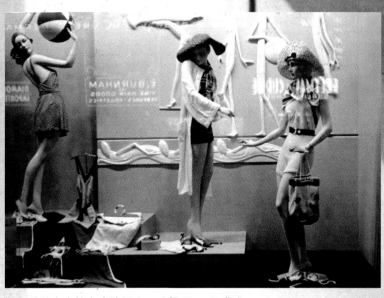
美国纽约商店橱窗内陈设之三（摄于 1935 年）

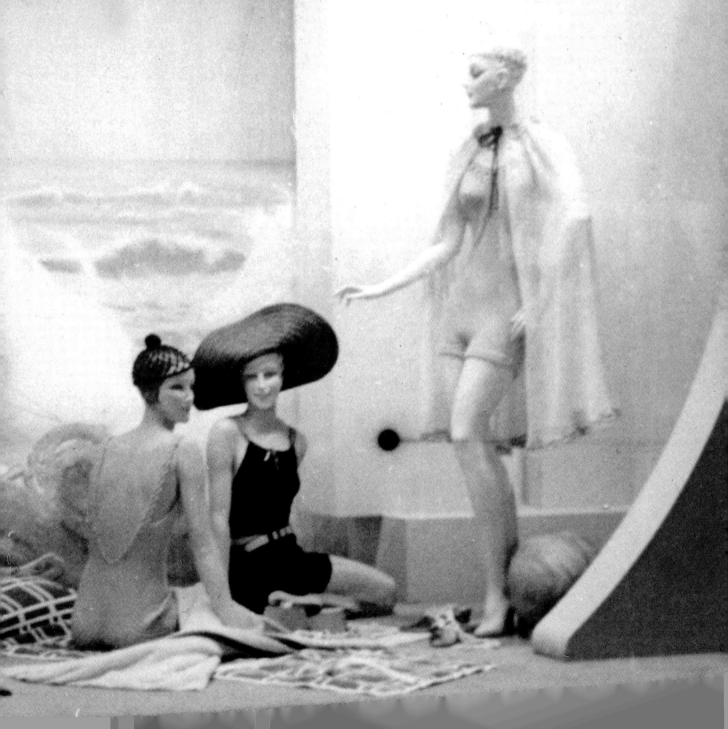

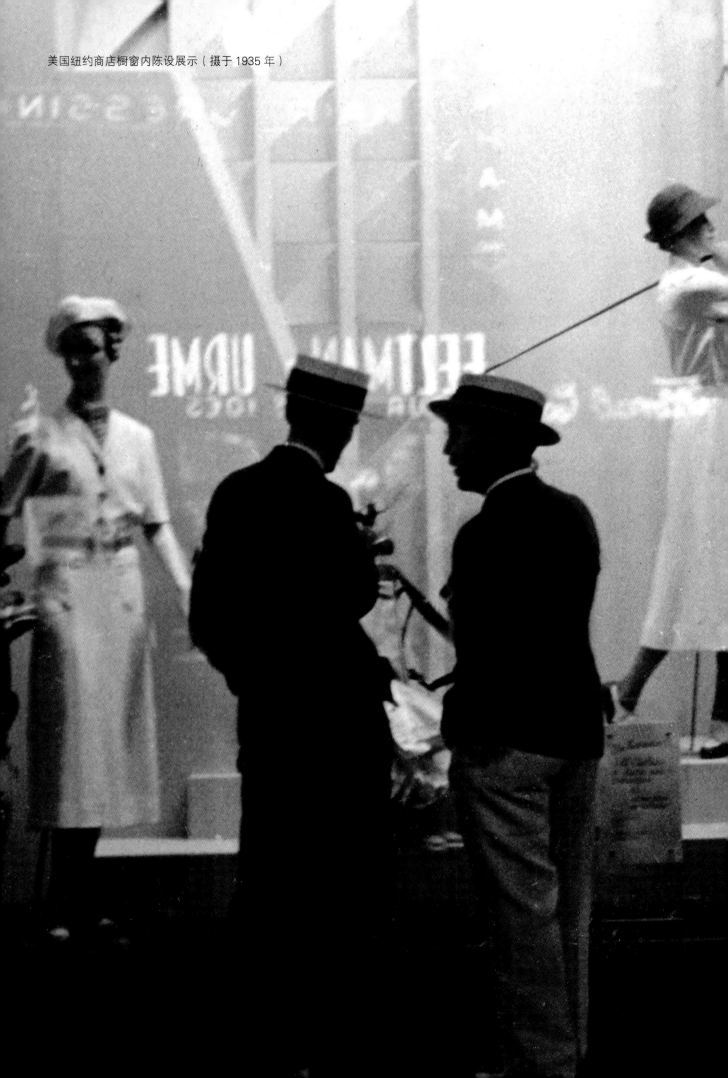

美国纽约商店橱窗内陈设展示（摄于 1935 年）

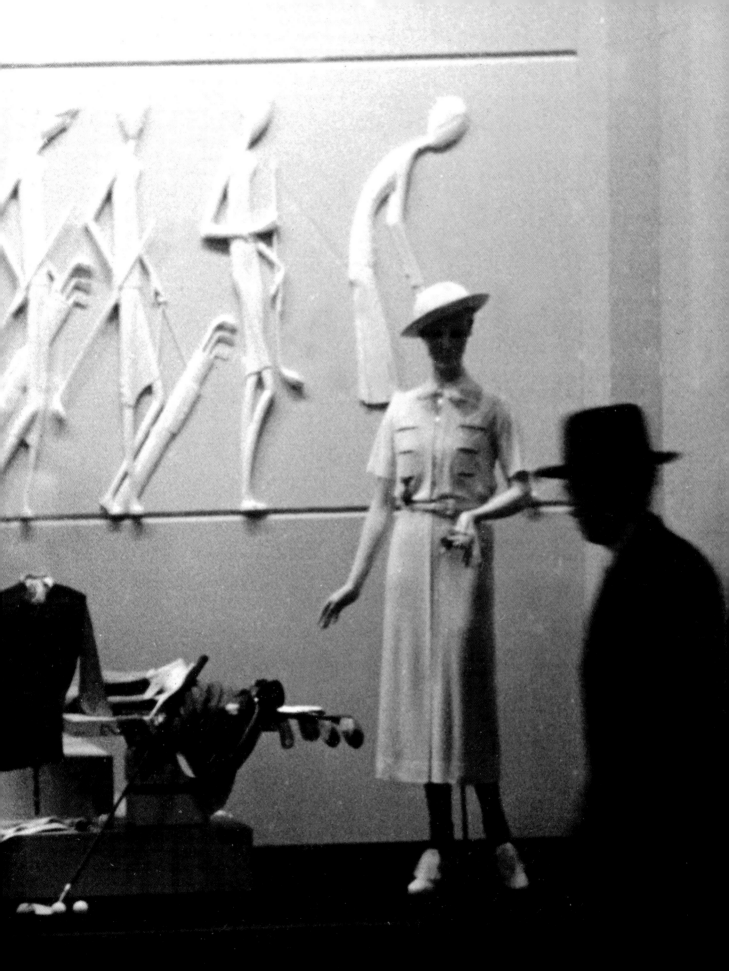

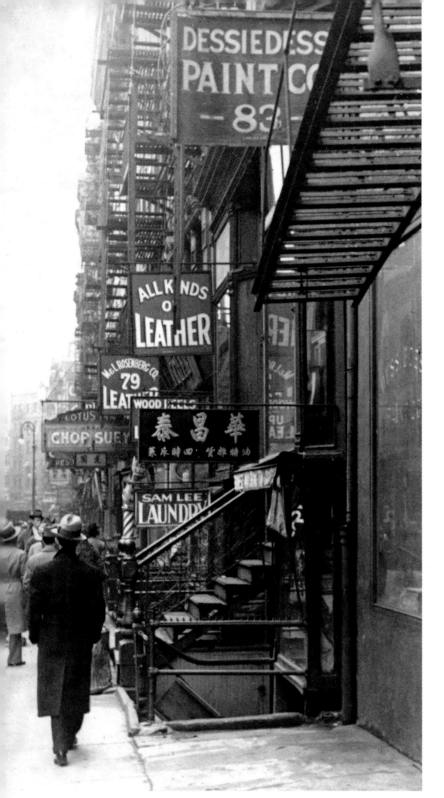

美国纽约唐人街街景之一（摄于 1935 年）

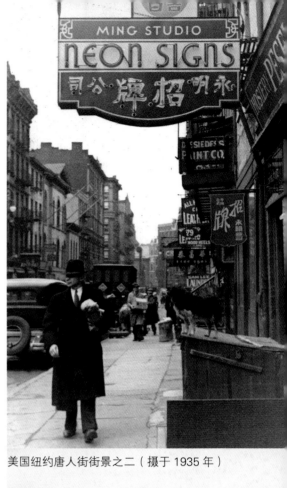

美国纽约唐人街街景之二（摄于 1935 年）

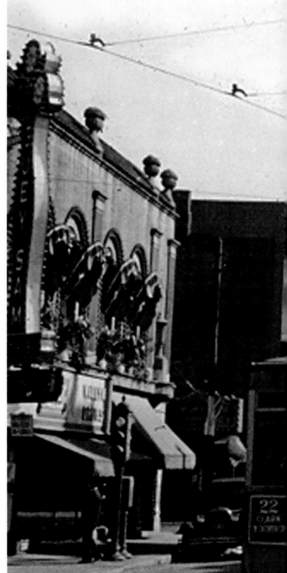

美国芝加哥唐人街（摄于 1935 年）

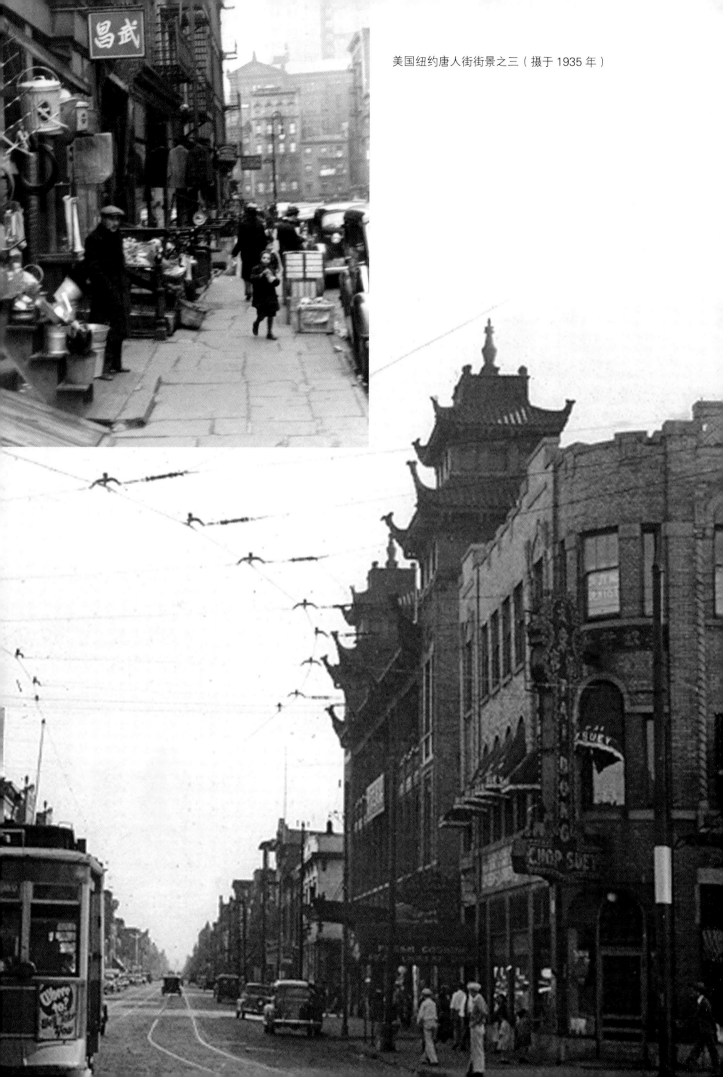

美国纽约唐人街街景之三（摄于 1935 年）

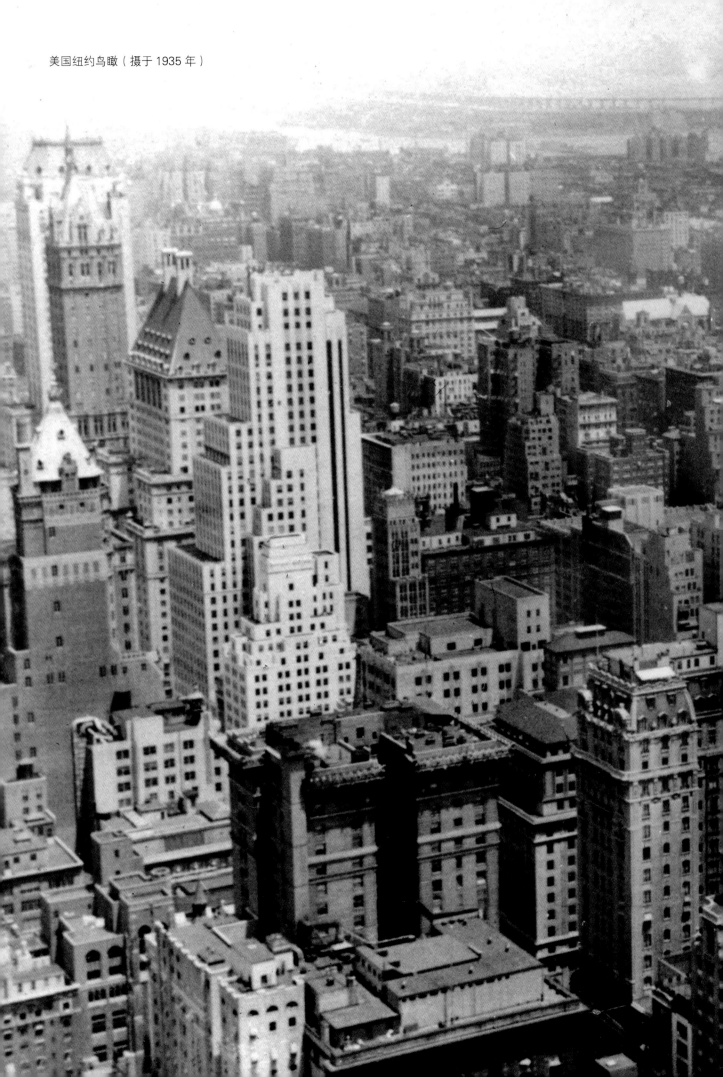
美国纽约鸟瞰（摄于 1935 年）

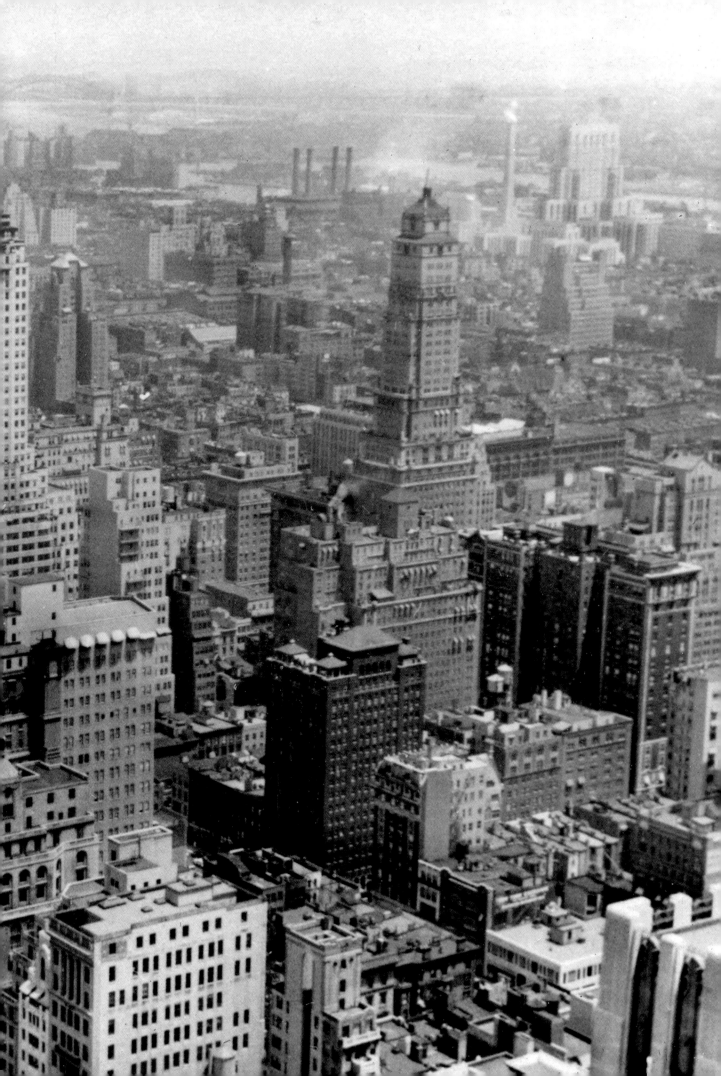

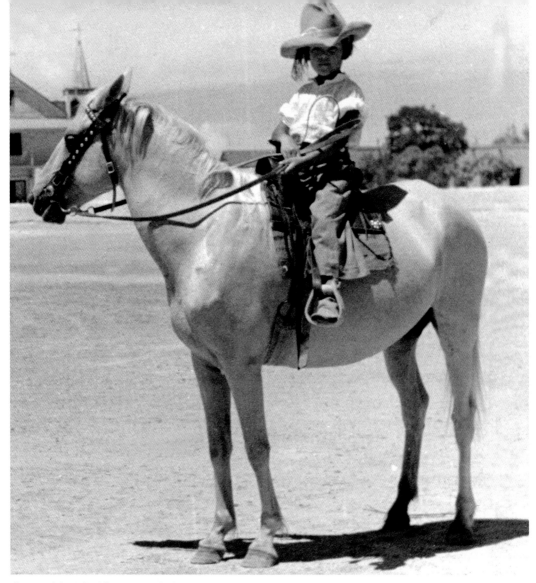

美国印地安儿童（摄于 1935 年）

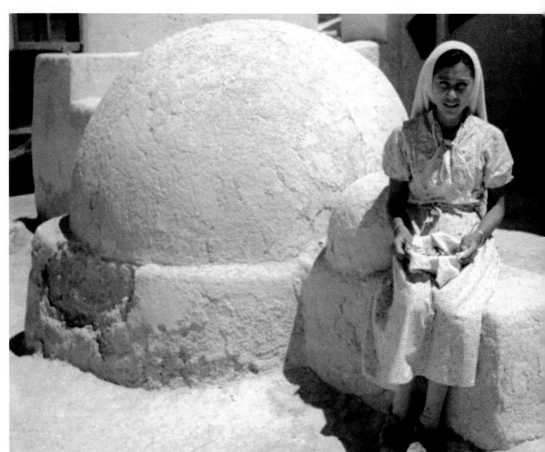

美国印地安妇女
（摄于 1935 年）

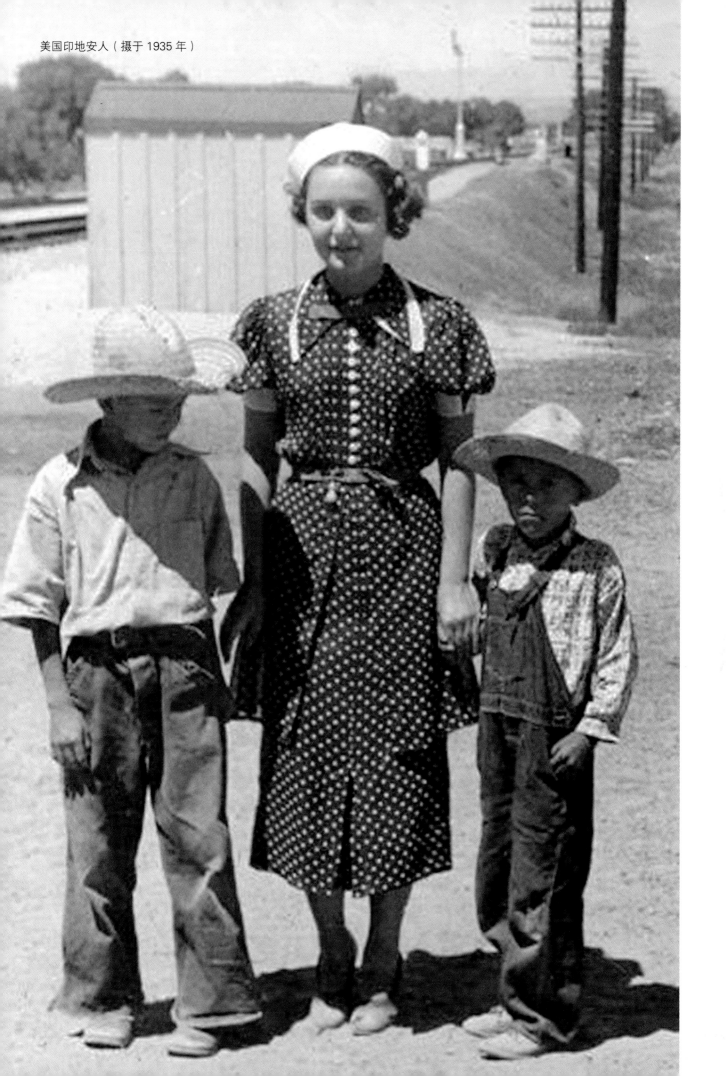

美国印地安人（摄于 1935 年）

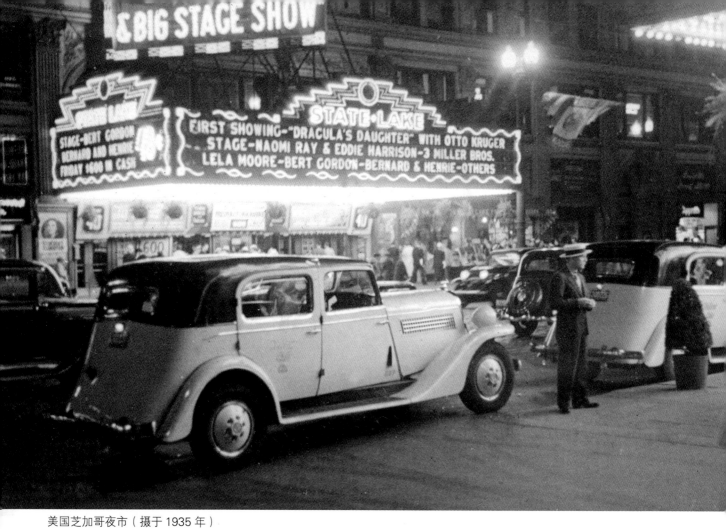

美国芝加哥夜市（摄于 1935 年）

美国芝加哥游乐场（摄于 1935 年）

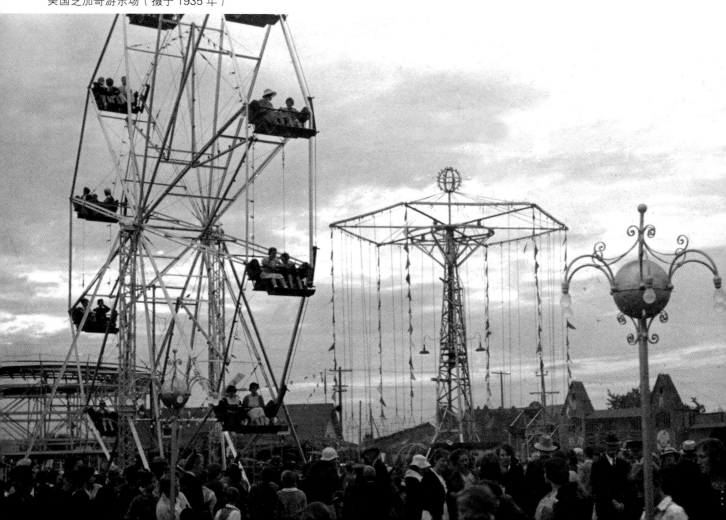

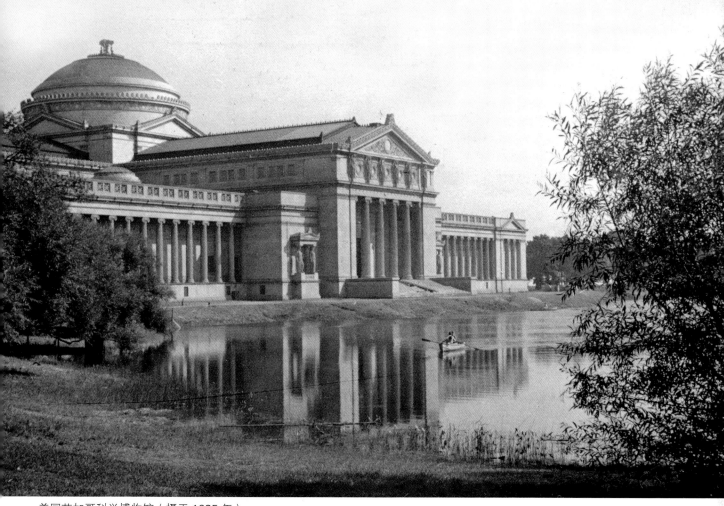

美国芝加哥科学博物馆（摄于 1935 年）

美国芝加哥黑人区（摄于 1935 年）

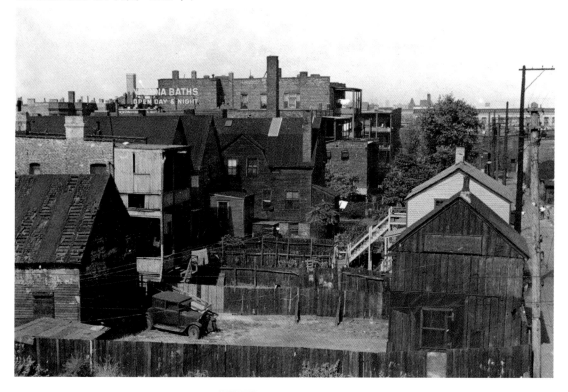

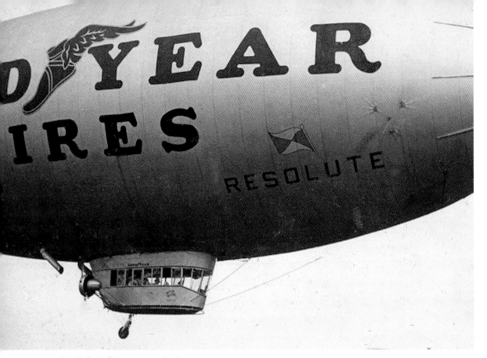

飞艇升空（摄于 1935 年）

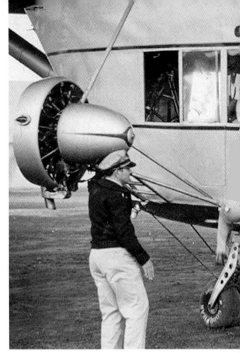

登飞艇（摄于 1935 年）

邮轮即将抵达美国大陆海岸（摄于 1935 年）

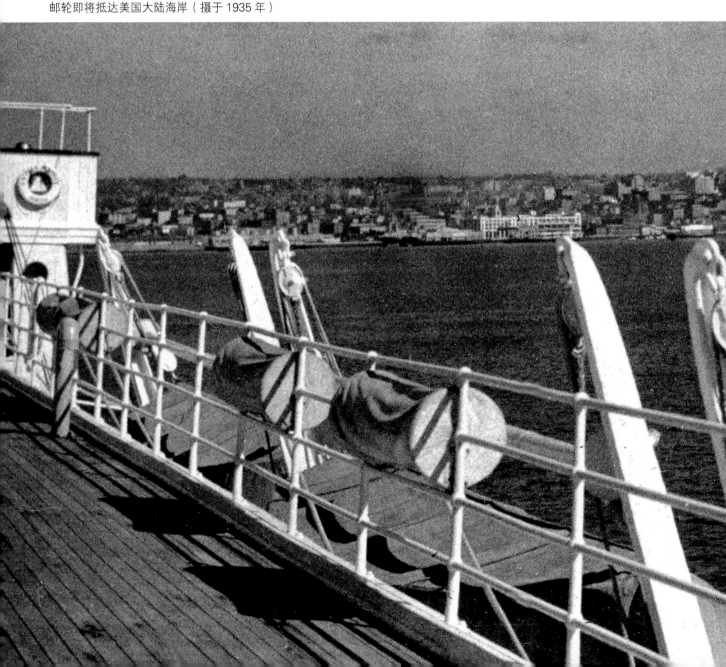

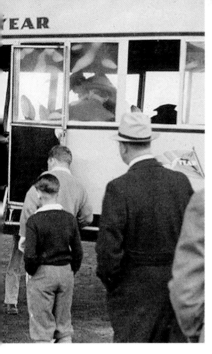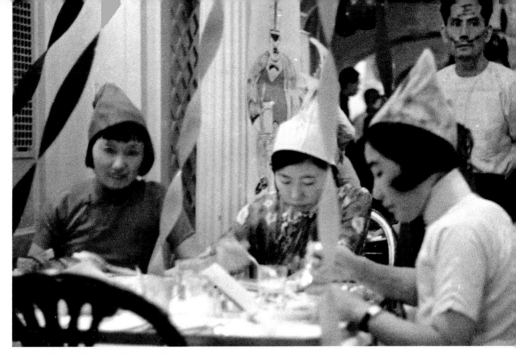

中国去美国邮轮上的餐厅（摄于 1935 年）

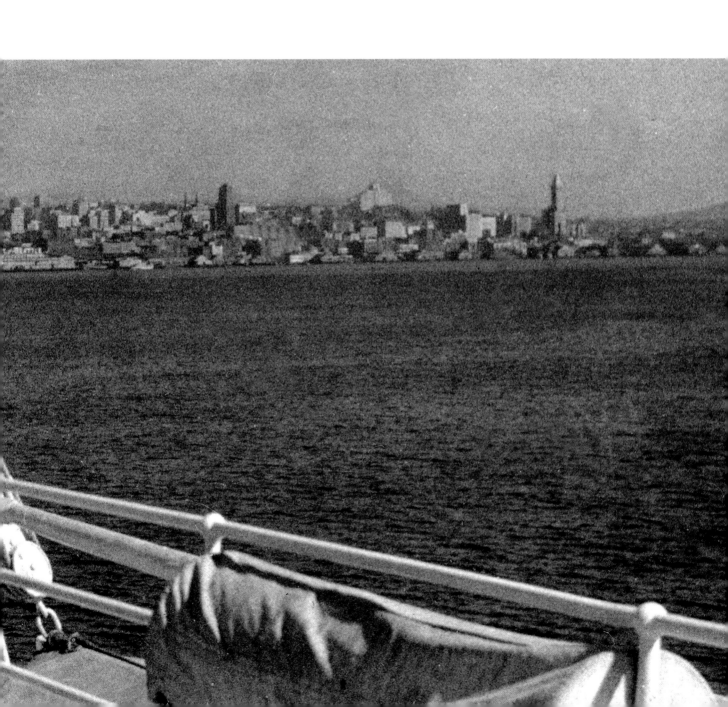

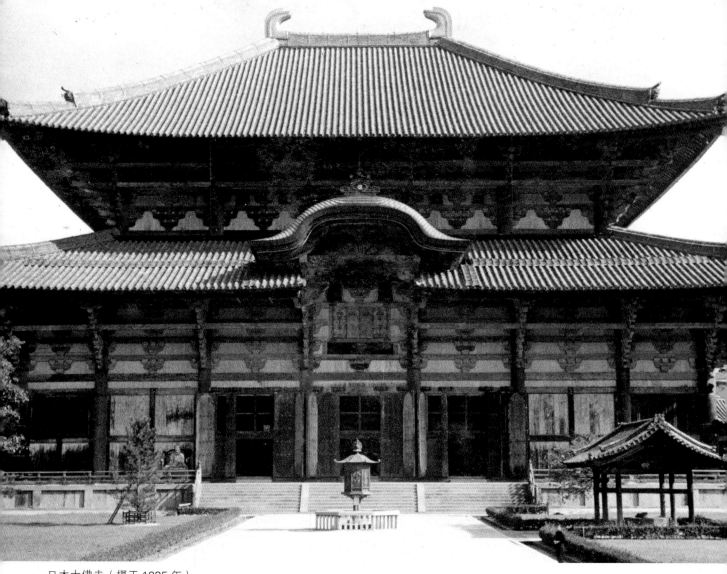

日本大佛寺（摄于 1935 年）

日本和尚（摄于 1935 年）

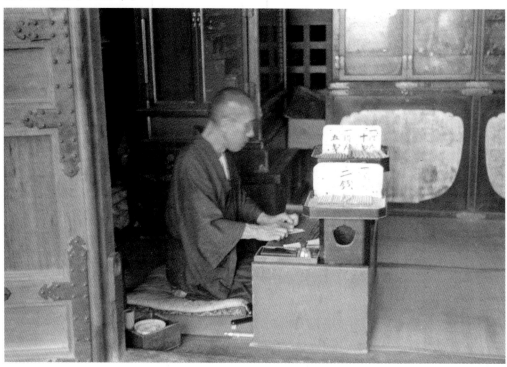

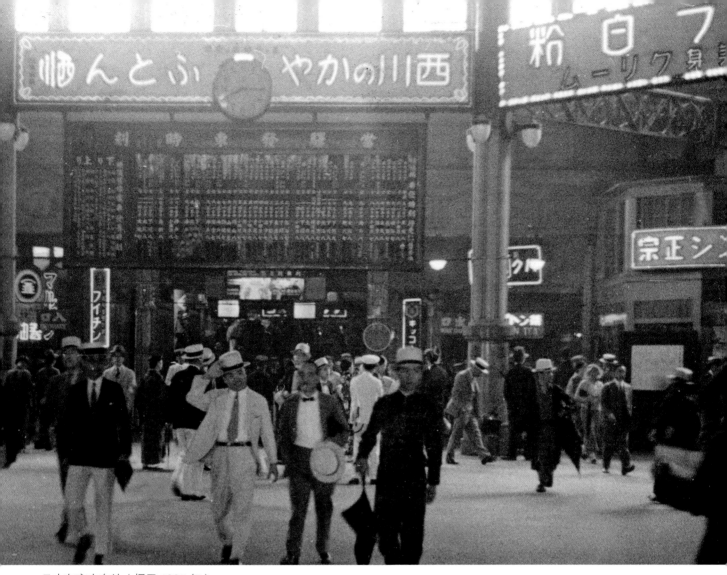

日本东京火车站（摄于 1935 年）

日本皇宫（摄于 1935 年）

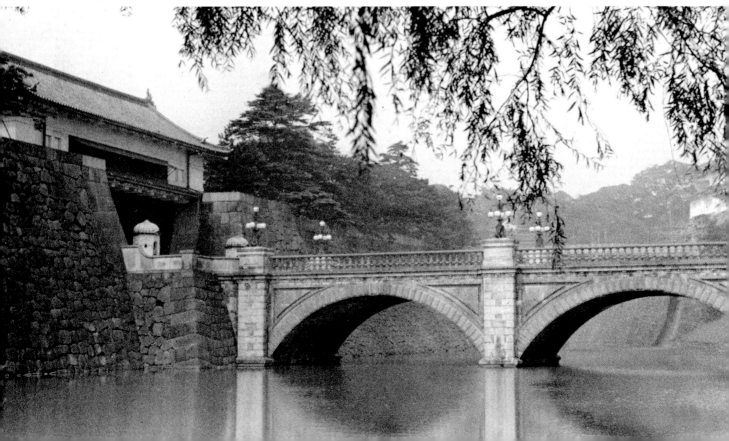

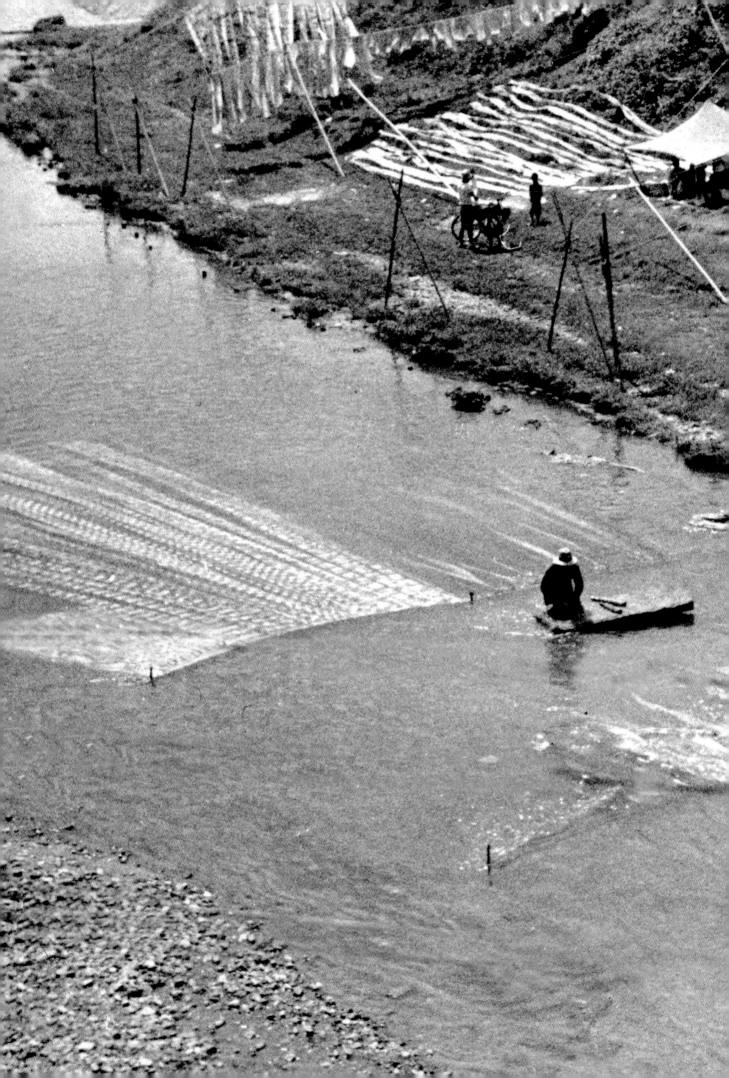

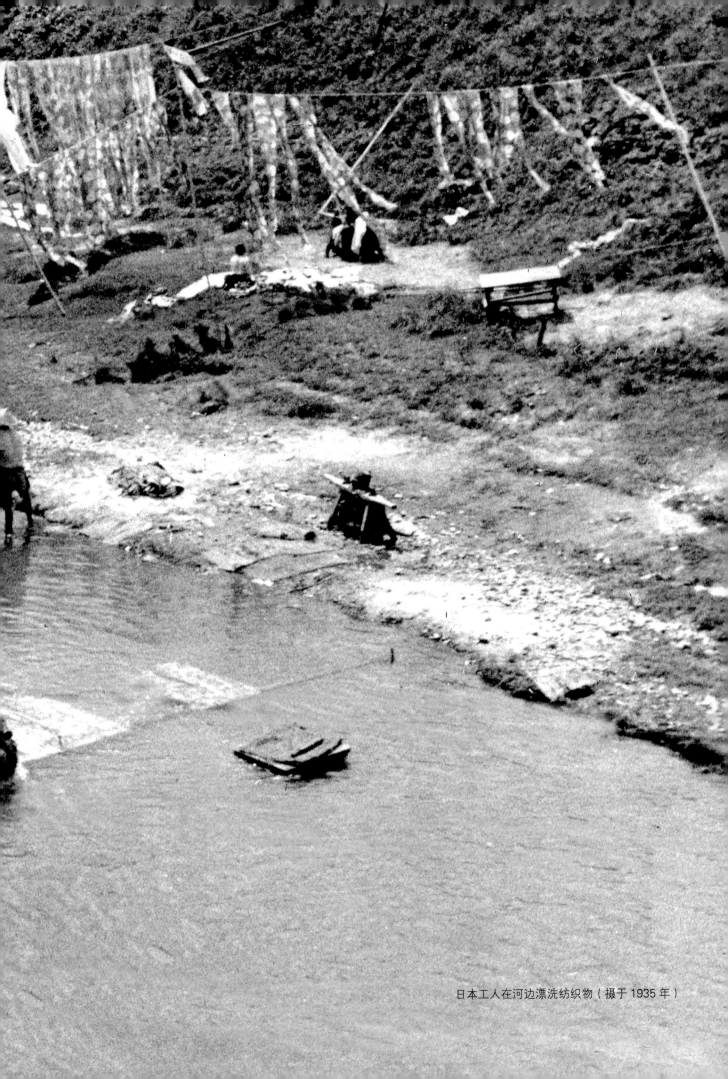

日本工人在河边漂洗纺织物（摄于 1935 年）

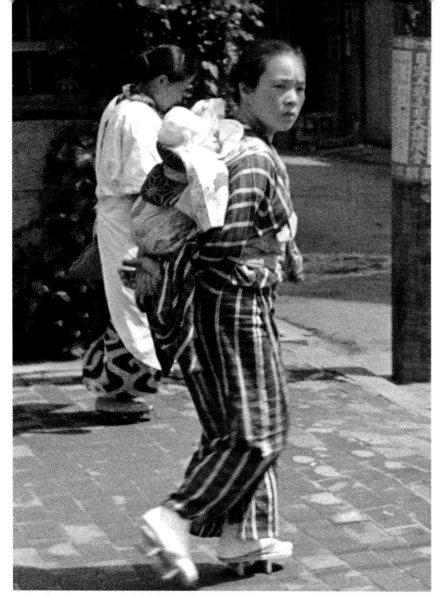

日本街头行色之一（摄于 1935 年）

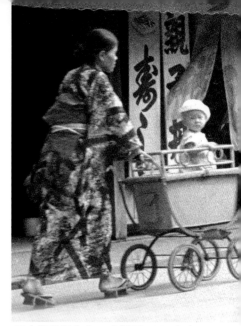

日本街头行色之二（摄于 1935 年）

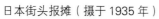

日本街头报摊（摄于 1935 年）

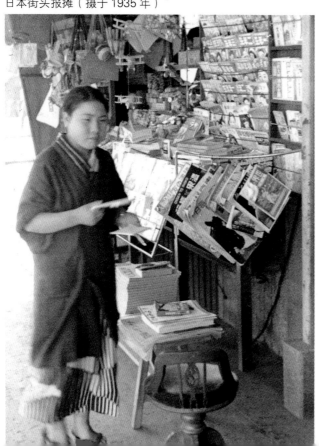

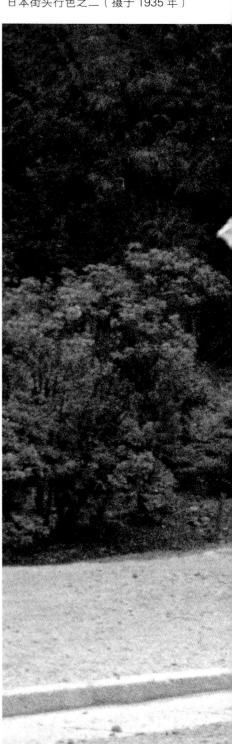

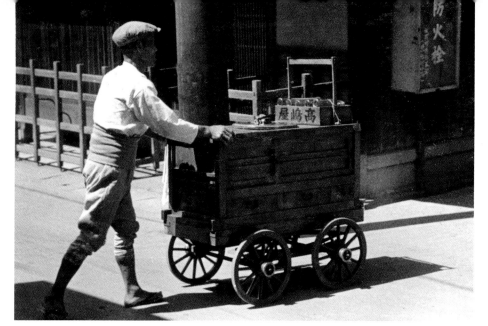

日本街头小贩（摄于 1935 年）

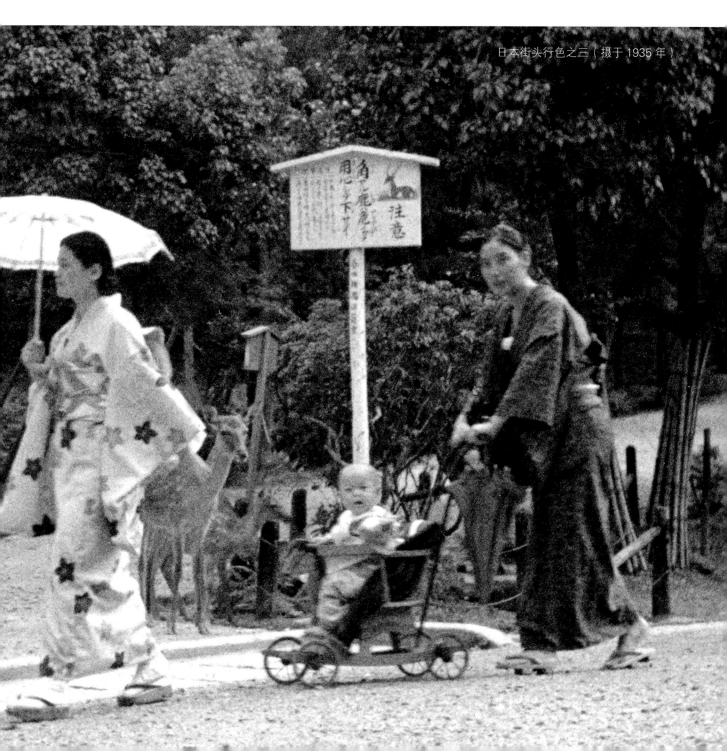

日本街头行色之三（摄于 1935 年）

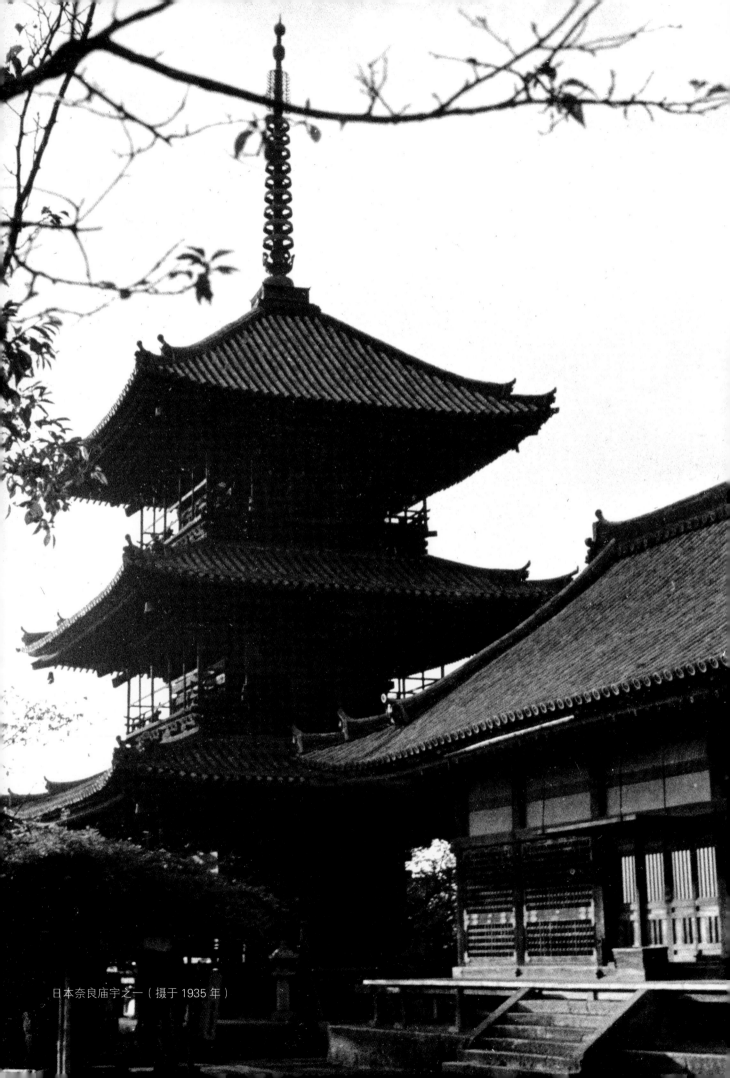

日本奈良庙宇之一（摄于 1935 年）

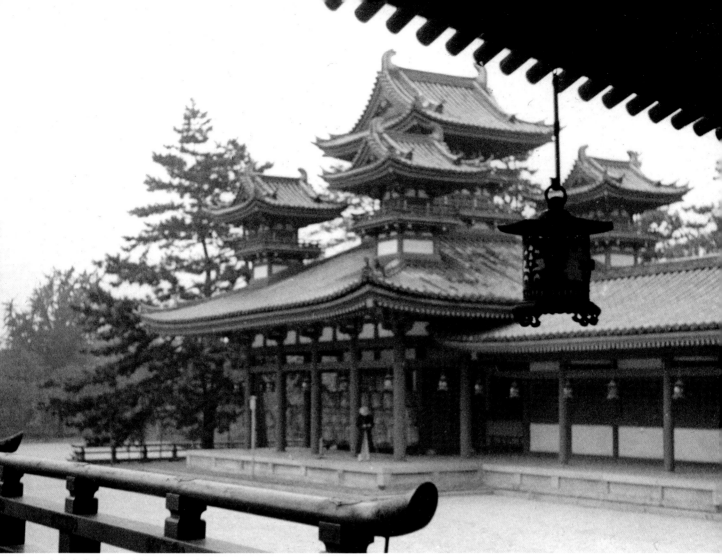

日本奈良庙宇之二（摄于 1935 年）

日本奈良火车站（摄于 1935 年）

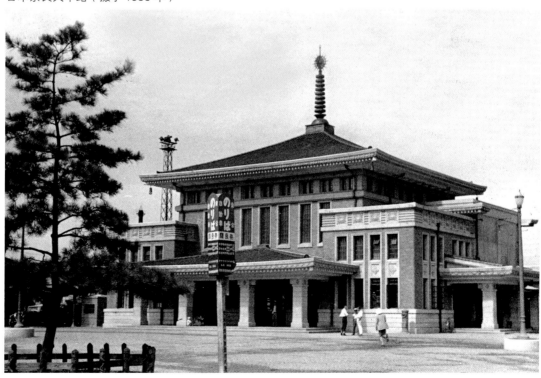

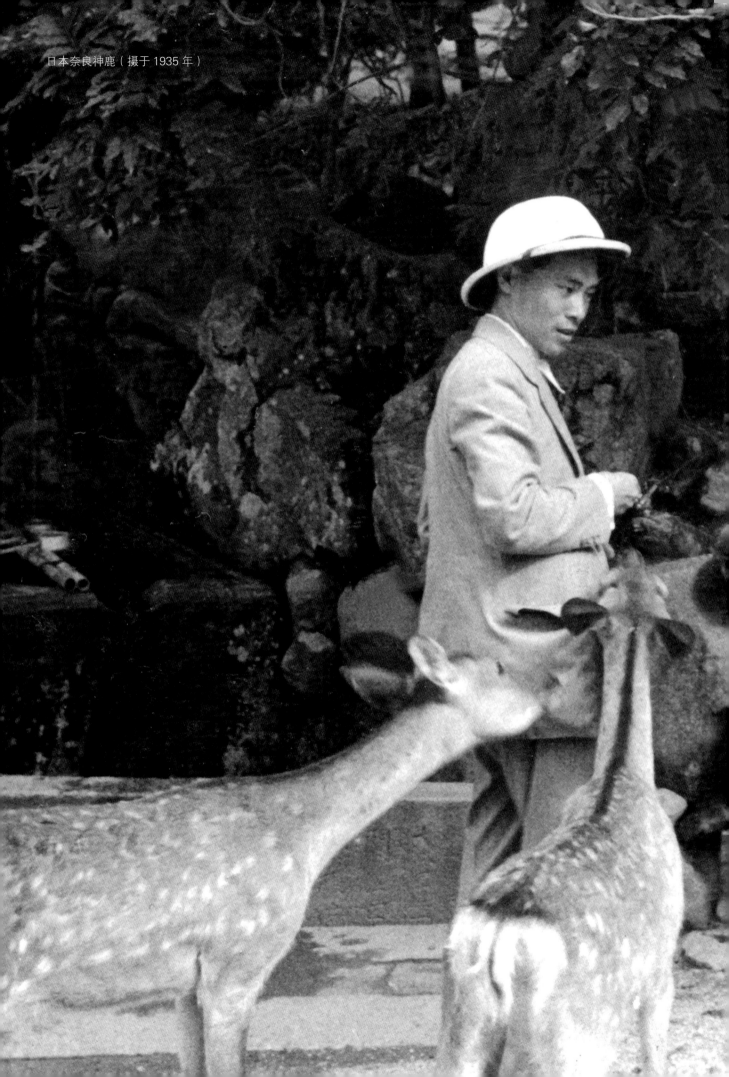

日本奈良神鹿（摄于 1935 年）

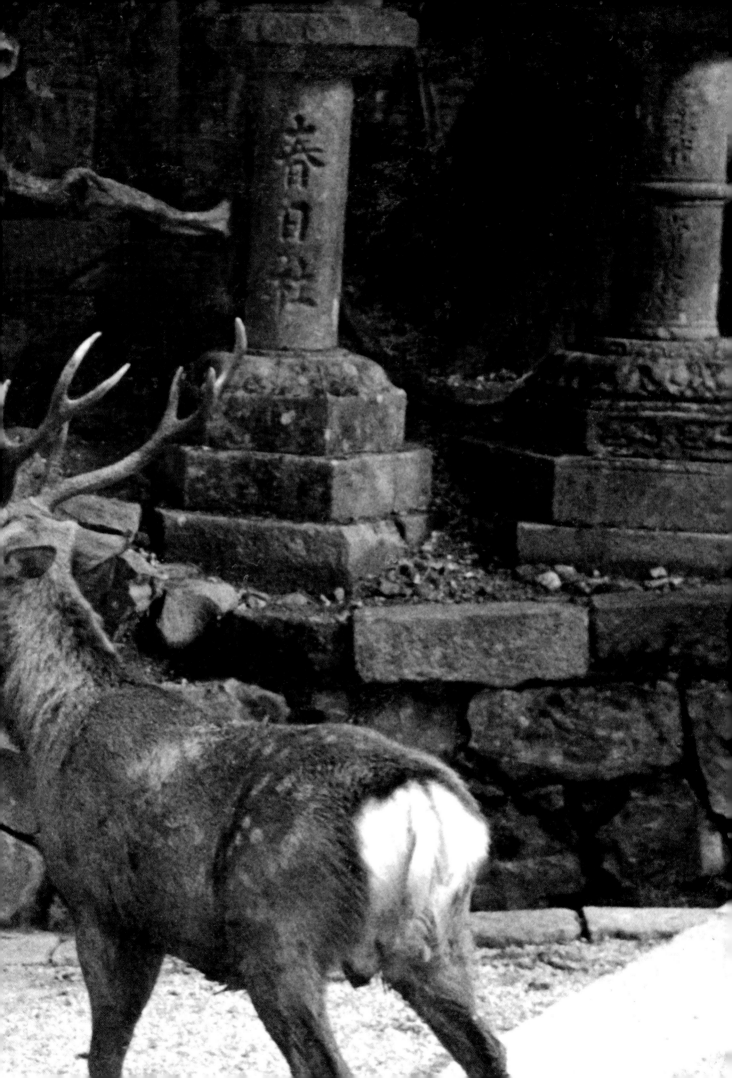

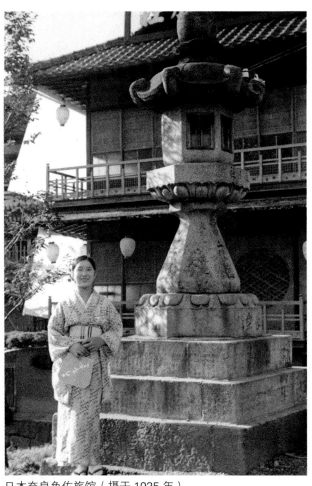

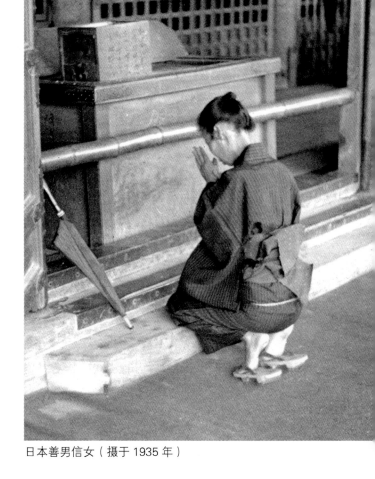

日本奈良鱼佐旅馆（摄于 1935 年）

日本善男信女（摄于 1935 年）

日本料理侍女（摄于 1935 年）

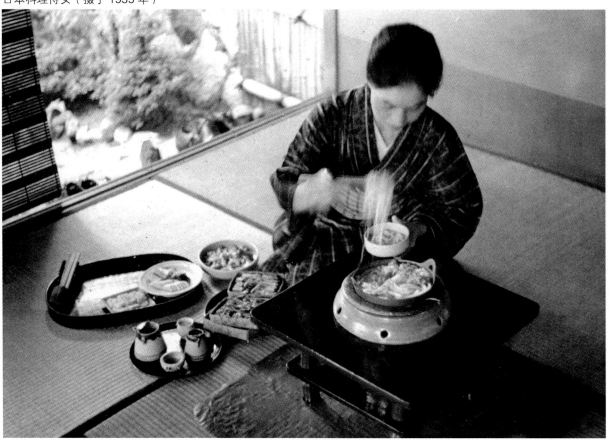

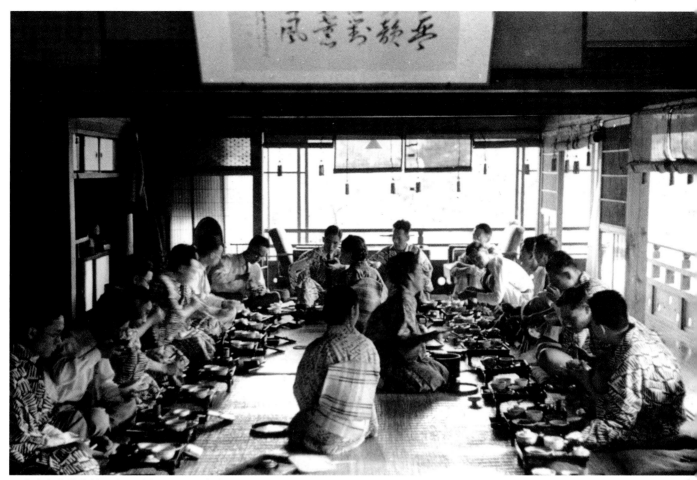

日本奈良鱼佐旅馆早餐厅（摄于 1935 年）

日本奈良鱼佐旅馆早餐厅侍女为客人沏茶（摄于 1935 年）

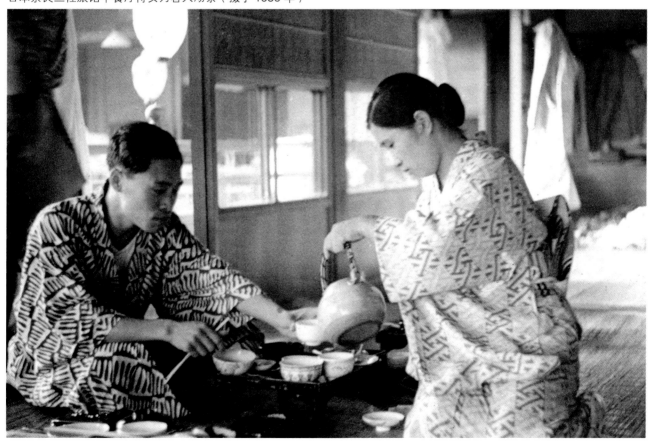

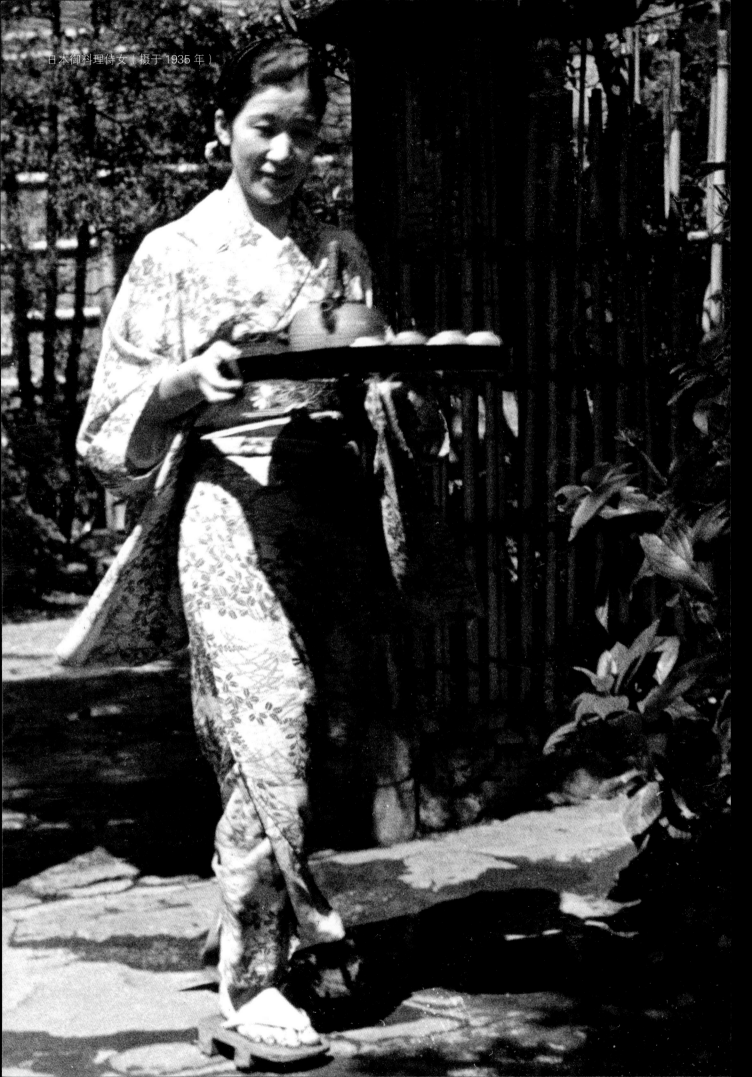

日本御料理侍女（摄于 1935 年）

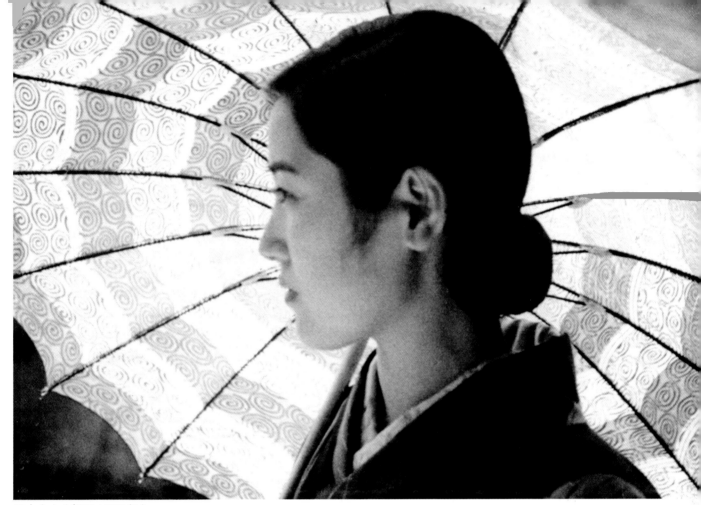

日本少女（摄于 1935 年）

中国驻日本大使馆（摄于 1935 年）

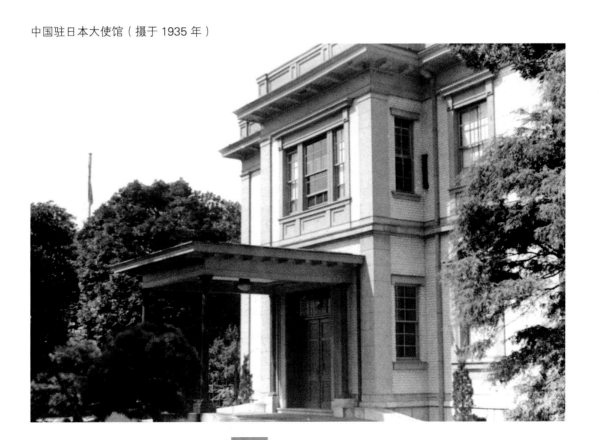

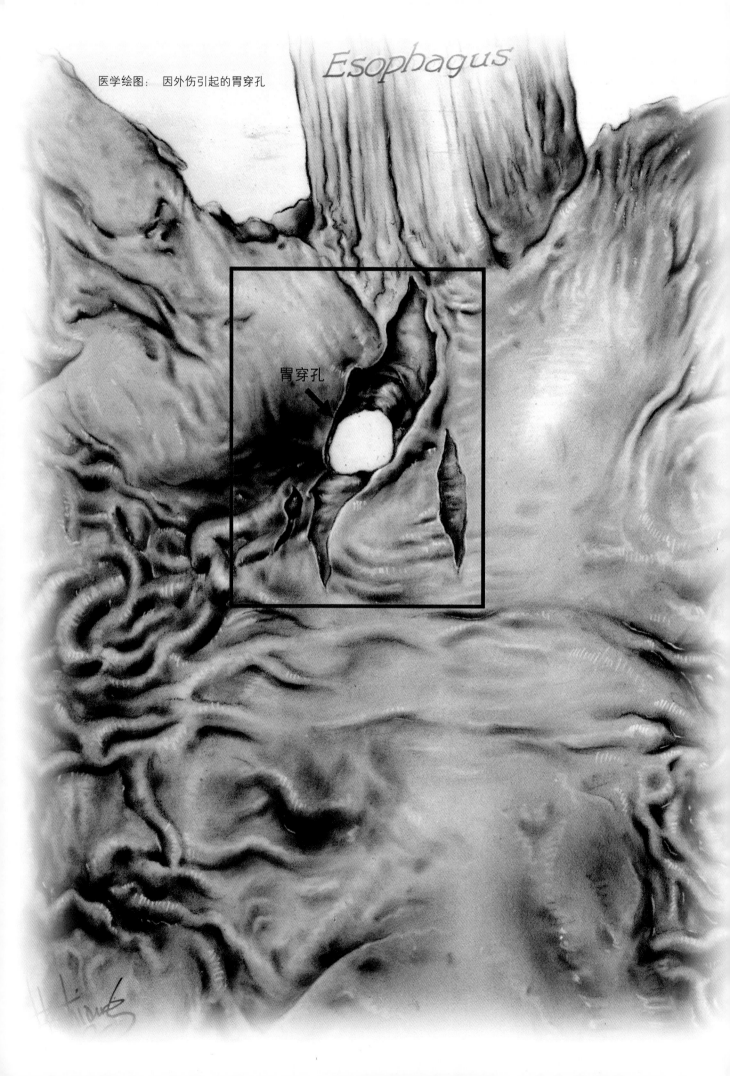

医学绘图： 因外伤引起的胃穿孔

Esophagus

胃穿孔

医学摄影及绘图

在霍普金斯大学，被誉为全世界医学应用美术专业鼻祖的 Max Brodel 教授成为蒋汉澄的导师。蒋先生不仅医学美术技艺有了长足的进步，更重要的是他从 Max Brodel 教授教诲中，深深领悟了医学美术的精髓：临摹医学研究对象本身并不是医学绘图，照相机可以模仿得更好，而医学绘图是对内容理解上彻底地执行和表达。他还专程到美国柯达公司学习照相机的内部结构和应用原理，并学习了柯达公司刚刚推出的印染法制作彩色照片以及红外摄影等新技术。在当时以黑白照片为主流的年代，这些新技术可以大大提高图像的信息量和表现力。

1936 年，留学归来的蒋汉澄，被协和医学院委以组建医学照相和医学绘图室重任并任主任。应当说这是中国医学摄影和医学绘图作为一个新兴专业的诞生之年，并由蒋汉澄先生将其培育壮大，她对现代医学在中国的进步与发展作出了历史性的贡献。

蒋汉澄回国后不久，就着手开展在美国学到的印染法制作彩色照片。从现存几张照片看，时隔 70 余年其色彩仍然鲜艳。

对照相机的成像与精湛的摄影技术的完美结合，让蒋汉澄先生在难题面前流光溢彩，也极大地促进了医学科学的进步。上世纪 40 年代后期，琼脂糖免疫电泳及琼脂糖扩散实验方法刚刚建立，以往的拍摄结果线性条带总是模糊不清。为此他土法自制了一套装置：一个可调节光线强度的电源，一个可上下移动平皿的支架，再配上黑色背景以衬托白色条带，如此简易的装置即可获得满意的资料。

病理组织切片对临床的重要价值无庸赘述，但是如果没有显微镜照相仪资料无法获取。蒋先生设计的土法"卧式显微镜照相仪"，放大倍数达到 1500 倍，拍摄出的病理切片影像非常清晰，能分辨出细微的组织结构。不仅协和医院，北京及不少外地的医院、医学院，用它一共拍摄了近二十万张组织标本切片照片，直至1983年它才光荣地退休。实为中国摄影史可彪炳之杰作。

蒋汉澄先生对中国医学科学不可磨灭的贡献，已经载入史册。

"北京猿人"头盖骨的发现曾经轰动世界。1936年，美籍古人类学家魏敦瑞找到蒋汉澄，请他制作了现代人的颅骨内脑模型。1938年，魏敦瑞再次找到蒋汉澄对北京猿人颅骨进行绘图和照相各90余幅，其返美后即出版了《中国种北京猿人之头骨》一书，其中引用的图谱皆出自蒋汉澄之手。如今，当全世界为失去这一无价之宝而扼腕痛惜的时候，蒋先生为我们存留下来的模型和图画就愈加弥足珍贵。

堪称泰斗级的著名病理学家胡正祥教授等主编的《病理学》，是国内第一本将病理与临床相结合的病理学教科书，上世纪50年代初问世以后，影响了几代中国医学工作者，其书中的图片和对应的病例绝大部分，出自蒋先生自1933年起开始保存、积累起来的图像资料库。

1992年，由薛社普院士、俞慧珠教授等编著的《中国人胚胎发生发育实例图谱》，所引用的图片亦大多由蒋汉澄拍摄。要知道，获得连贯的不同发育阶段的人胚胎标本极为不易。自1933年起，协和医学院与北京市多家医院的妇产科合作：当遇有流产的胎儿，蒋汉澄都会及时赶来拍照，解剖系制作胚胎组织标本后，再由他进行显微照相。近三十年间，收集到不同发育阶段的人胚胎标本300余例，为人胚胎发育研究提供了极其珍贵的图像资料。时间跨度如此之大的资料积累，数十年一丝不苟、一以贯之的精心制作，不仅令今人叹为观止，也会令今人领略着老协和魅力的阳光。

从1950年起，蒋汉澄应军委要求，面向全国举办医学摄影培训班。与恩师Max Brodel一样，他深知教学工作的重要性：没有传承，就没有学科的未来。他精心编写了一套讲义，亲自授课辅导，倾囊相授。他为北京、上海、沈阳、长春、内蒙古、湖南等地的医学院校，培养了近百名医学摄影和医学绘图人才，他们大多都成为了各个单位技术骨干、专家。

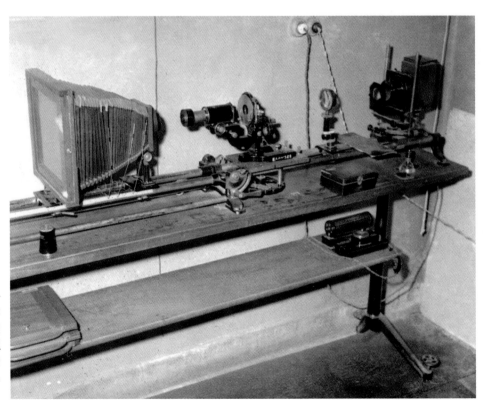

1950年，医学摄影工作急需一台显微摄影照相机，但当时新中国刚成立，北京协和医学院尚无力购买这样的贵重仪器。蒋汉澄自己设计，用土法制造了一台显微摄影仪，它能放大1500倍，拍摄照片清晰，延用至1983年

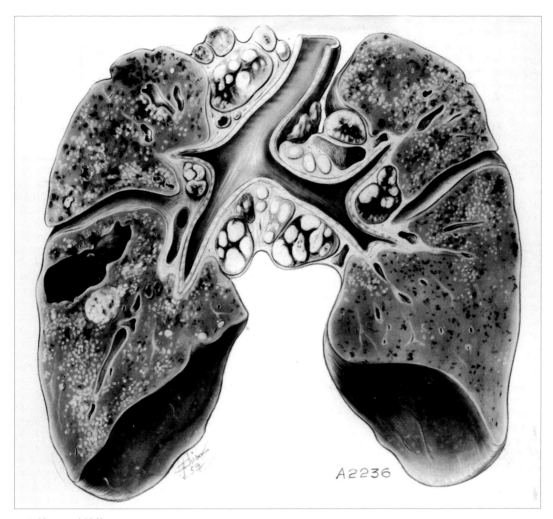

医学绘图：肺结核

医学绘图：结肠痢疾杆菌感染

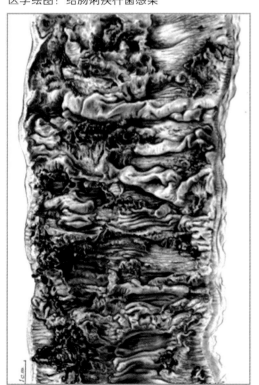

医学绘图：血细胞

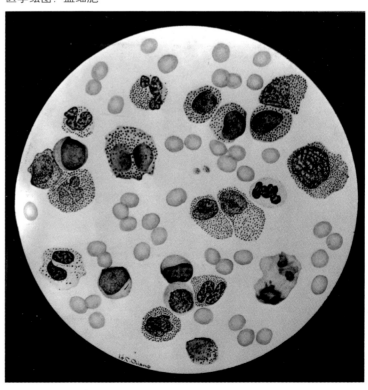

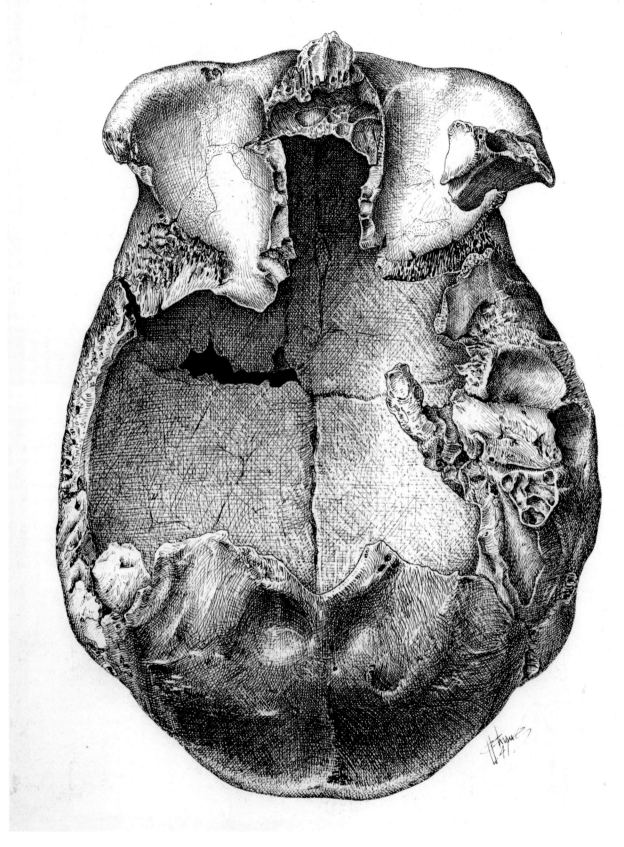

医学绘图：北京猿人颅骨（内视）

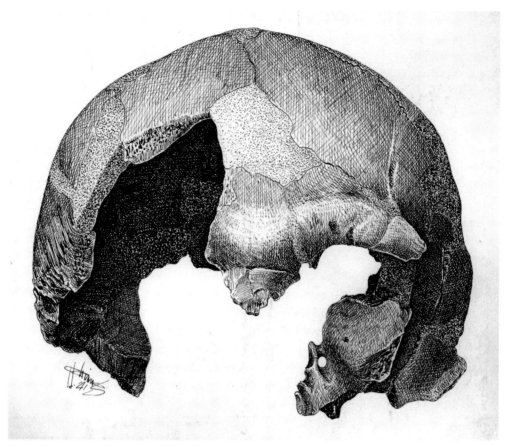

医学绘图：北京猿人颅骨

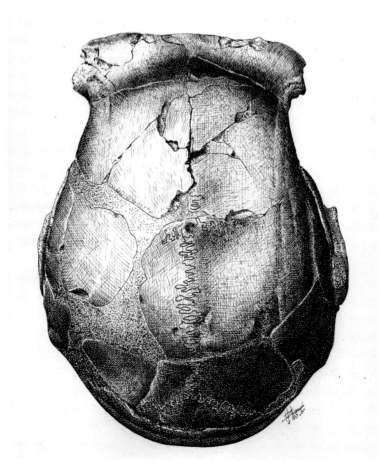

医学绘图：北京猿人颅骨（后外视）

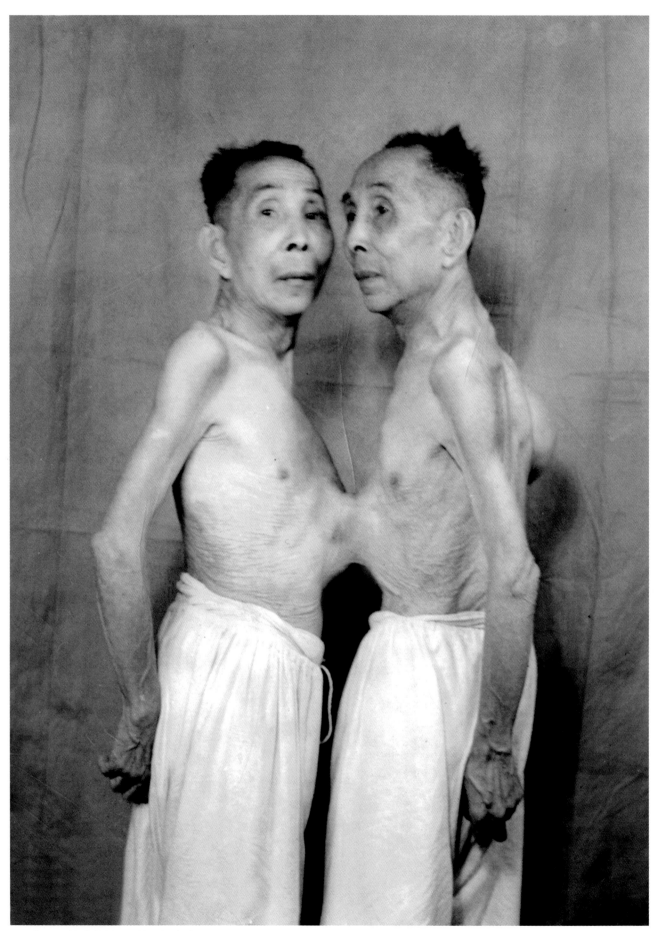

医学摄影：特殊病例（连体人侧位像）

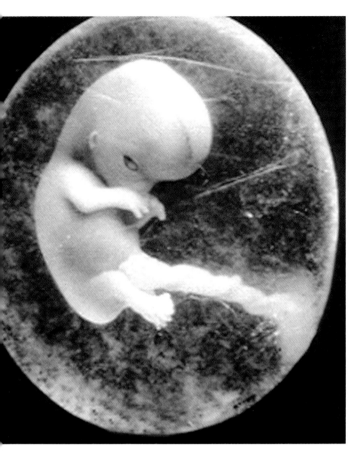

医学摄影：在羊膜囊内8周半的人胚

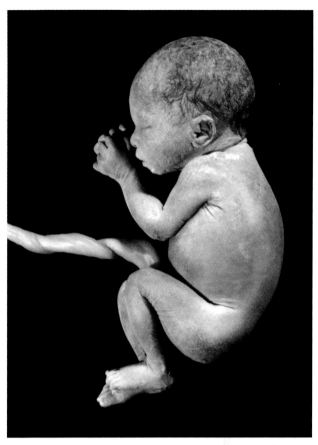

医学摄影：7月胎儿，比6月时稍丰满，眼睑重开，皮肤稍皱缩

医学摄影：腰椎脊髓膜膨出

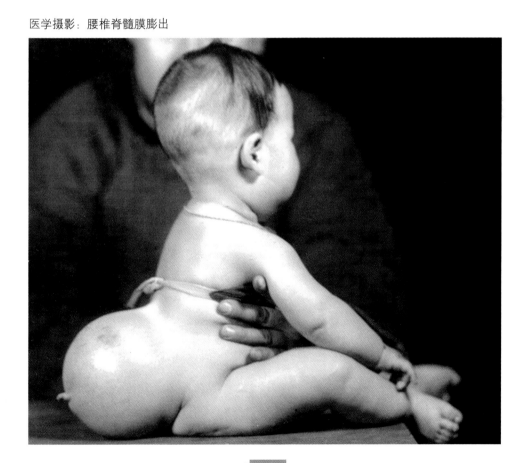

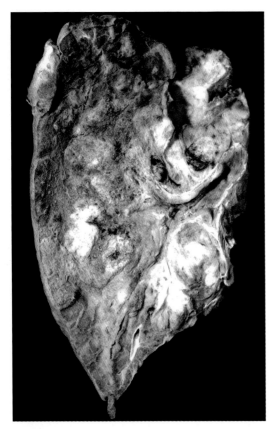

医学摄影： 支气管肺癌标本

医学模型：胸廓模型

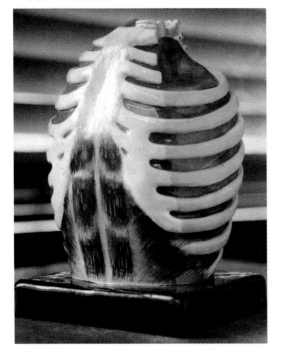

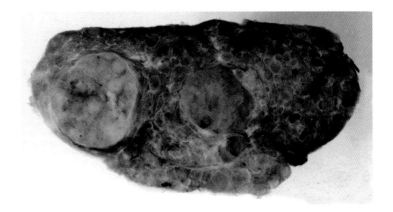

医学摄影： 甲状腺瘤

医学显微摄影：唇之鳞状上皮癌

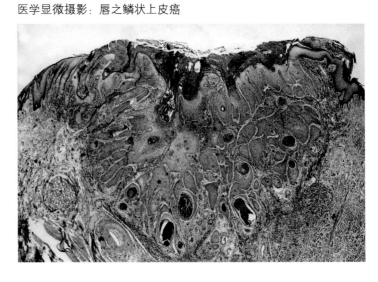

医学摄影：琼脂糖凝胶电泳

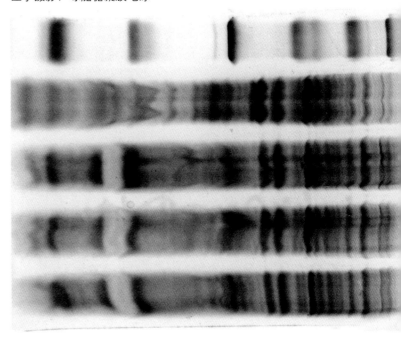

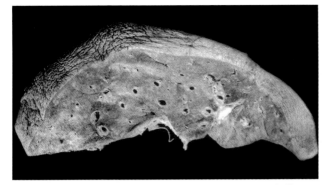

医学摄影：急性肝黄萎缩，肝体积极度缩小，表面呈多数皱褶

医学显微摄影：细菌性痢疾

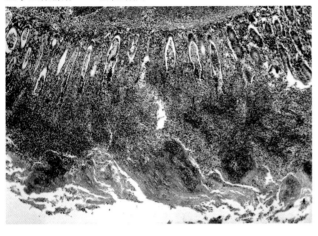

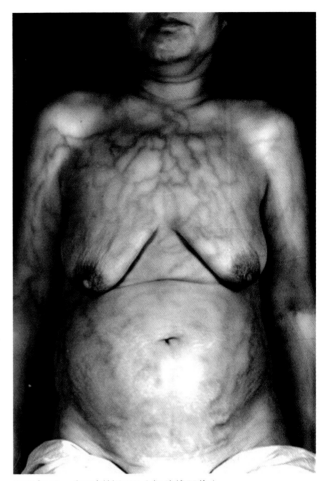

医学摄影：皮下侧枝循环（红外线照像）

医学摄影：蛔虫钻入十二指肠乏特氏壶腹

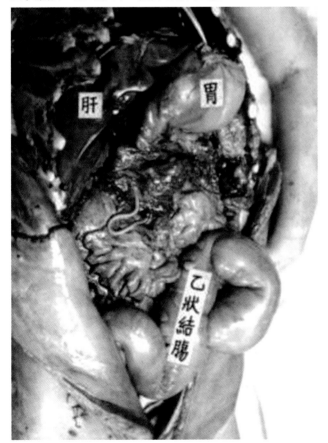

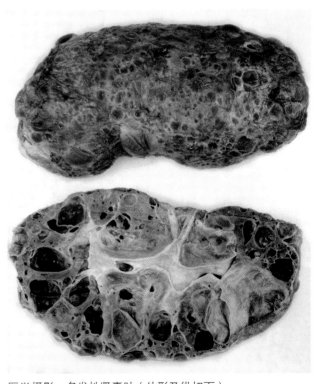

医学摄影：多发性肾囊肿（外形及纵切面）

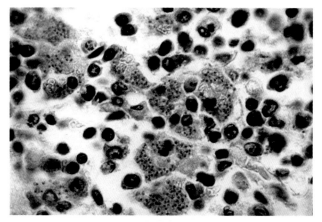

医学显微摄影：黑热病骨髓相

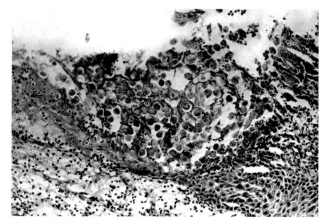

医学显微摄影：皮肤阿米巴溃疡

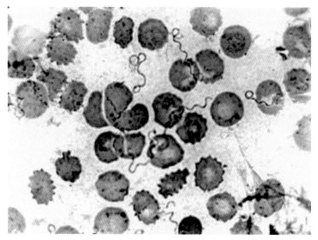

医学显微摄影：回归热之疏螺旋体（血涂片）

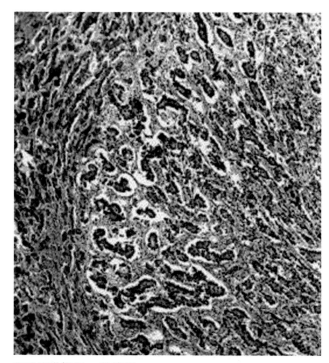

医学显微摄影：胆管癌

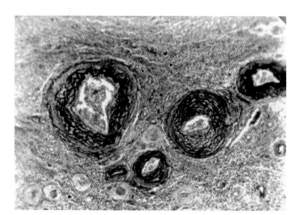

医学显微摄影：肾动脉硬化

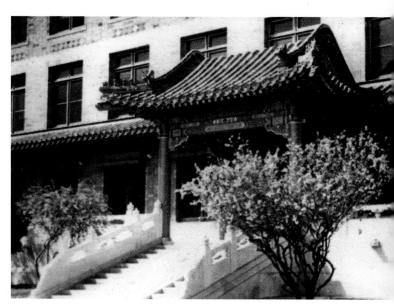

1937 年，蒋汉澄先生在我国首次用印染法制作的彩色照片——北京协和医学院主楼

本画册的所用图片，是从蒋汉澄先生几十年前拍的老照片中精选出来的，蒋先生用相机镜头为我们后人留住了历史。今天细读这些老照片，让我们感触良多，也引起我们对他的不尽思念——

他用镜头留住了历史

——缅怀我国医学摄影、医学绘图事业的奠基人、开拓者蒋汉澄先生

蒋 明

家父蒋汉澄先生，1900年生于江苏省苏州市，其父是清朝举人。5岁时，蒋先生的父母先后病故，他与幼弟依靠祖上微薄积蓄及亲戚的资助，勉为生计。1915年，他考入苏州的江苏省立第二工业学校，两年后转入北方邮电专门学校（今北京交通大学）。由于学习成绩优异，被学校选派赴日本留学，惜因患肺结核病而未能成行，去庐山养病。经过调理疗养，一年后他奇迹般地恢复了健康。

在庐山疗养期间，他对摄影产生了浓厚的兴趣，买了一架旧的照相机拍摄庐山风光，为他以后的摄影艺术奠定了基础。1920年，他应聘任南方电报局工程师，先后参加嘉兴、杭州、无锡等地的邮电线路建设工程。在业余时间，他积极钻研摄影技艺，创作了不少摄影作品，并兼职《时代》杂志、《良友》画报和《世界日报》记者，为他们提供摄影稿件。

1924年，蒋先生调到北京电报局工作，奔波在山海关、邯郸、承德等地从事邮电线路的建设。当时，故宫和其他宫廷园林开放不久，名胜古迹、皇家宫殿建筑艺术以及绮丽的北方风光深深吸引着他。工作之余，他拍摄了大量的照片，许多作品发表在当时的《世界日报》、《晨报》、《良友》画报、《时代》等杂志刊物。同时，蒋先生还创作一些漫画在报刊上发表。

1933年，蒋先生应聘北平协和医学院外科绘图员，开始了医学照相、医学绘图的职业生涯。当时，医学摄影和医学绘图在我国尚属空白。蒋先生深知医学基础知识对医学摄影和绘图的重要性，于是他在照相绘图之余，挤时间旁听协和医学院的人体解剖学和组织学课程，为从事医学摄影与绘图奠定了坚实的基础。

1935年，协和医学院派送他赴美国约翰霍普金斯（Johns Hopkins）大学医用美术系进修深造。他的导师迈克斯·勃洛狄（Max Broedel）是当时世界著名的艺术家，在他的悉心指导下，蒋先生的医学摄影绘图技术有了很大的提高。蒋先生在美国留学期间，还去美国柯达公司访问考察，学习照相机的内部结构和应用原理，以及在那里问世不久的彩色印染法和红外线摄影技术，这在当时是一项崭新的摄影技术。在美国学习期间以及回国途经日本时，蒋先生用手中的相机拍摄了大量美国、日本的风土人情照片。1936年，蒋先生从美国留学回国后，受命组建医学照相和医学绘图室，并任命为该室主任。应当说，这是我国医学摄影和医学绘图专业的诞生之年，并且由蒋先生亲手将她培育壮大。

蒋汉澄先生运用碳墨法或钢笔线描法，描绘出惟妙惟肖的人体疾病标本、手术或动物实验的图像，与医学摄影相互补充，充分显示各种医学相关内容的表达，开创了我国现代医学领域中一门崭新的学科。在他的不懈努力下，我国的医学摄影和医学绘图在学科技术、艺术创作和人才队伍建设上，都得到极大的发展。

基于他在医学摄影绘图方面的造诣，在留美回国后不久，曾应当时任中国美术艺术学校校长徐悲鸿先生的邀请，被聘为中国美术艺术学校客座教授，讲授人体解剖绘图艺术。

由于日本军国主义入侵中国和太平洋战争爆发，协和医学院于1941年被迫停办，蒋先生也失去了他倾心的工作。为维持生计，他在王府井大街开设了"蒋汉澄照相室"。在长达6年的时间里，他亲自为无数顾客拍摄人像。由于他诚恳认真的工作态度和精湛的人像摄影艺术，照相室名声鹊起，门庭若市，赢得顾客极好赞誉。有很多著名的人士，如周璇、童芷苓、言慧珠、梁小鸾等都慕名前来摄影。他对拍摄静物也有独到的技艺，在医学摄影中自己摸索出的一套"无影技术"，运用于为文物、绘画照相，所拍的照片无影无反光，深得古董商的青睐。

蒋先生还是我国早期从事摄影创作、组织摄影艺术团体开展摄影活动的摄影家。1935年初，北平的摄影家成立了北平银光社，这是我国最早的摄影艺术团体之一，蒋汉澄任指导。1937年，银光社举办摄影展览义卖，支援前线抗日运动和东北苦难同胞。抗日战争胜利后，蒋汉澄等于1945年在北平发起组织北平摄影学会，先后举办了两次摄影艺术展览。

1950年，北京协和医学院复院后，蒋汉澄先生又回到协和医学院任医学摄影和绘图室主任。新中国成立后，蒋先生焕发出极大的热情，他克服解放初期单位资金不足的困难，自己设计创制多种摄影器材解决工作之需。鉴于全国医学摄影人才缺乏，他采用招收进修生、举办期限不等的培训班等不同方式，自己编写教材，亲自教课，毫无保留地传授有关医学摄影技术和心得，为全国多个医学院校培养了大批医学摄影骨干。

1956年，蒋汉澄先生应邀参加中国摄影学会的筹建工作，在同年举行的成立大会上，他当选为常务理事。以后，他多次应各地的摄影学会邀请，参加摄影艺术讲学和经验交流活动。1960年，在中国摄影学会第二届代表大会上，蒋先生再次当选为常务理事。1960年和1979年，他应邀出席中国文学艺术工作者第三届和第四届代表大会。1983年和1984年，他先后被推选为中国摄影家协会医学摄影组顾问和老年摄影学会第一届理事会理事。

蒋汉澄先生不仅对摄影艺术有很深的造诣，他对绘画、音乐也很爱好，因此他与文艺界人士有较多的交往。他与著名画家徐悲鸿、叶浅予、蒋兆和，二胡演奏家蒋风之等都有着较密切的交往。当年的"燕京三蒋"，就是指画家蒋兆和、二胡演奏家蒋风之和摄影家蒋汉澄。蒋兆和曾为他画像，他还曾向叶浅予先生学习漫画，曾在当时的报刊上发表过漫画作品。

文化大革命期间，蒋先生蒙受不白之冤。被关押"牛棚"，强迫劳动，身心受到极大的摧残，健康情况很差。1970年，在他70岁的时候，向卫生部提出退休请求，经批准于1970年10月退休。当时，正逢卫生部调动其女儿和女婿去广西桂林参加援助越南的医疗工作，他于同年11月迁居桂林。在桂林期间，由于换了一个新的环境，没有了不愉快的干扰，蒋先生身心健康有了显著的好转。他一方面几乎承担了所有的家务和照顾孙女，另一方面见到山水如画的自然风光，又引发起摄影创作的激情。他拿着照相机拍摄了大量桂林、阳朔和临近地区的旖旎风光，创作了很多桂林山水的摄影艺术作品。

1976年大乱甫定，蒋先生和女儿、女婿举家迁回北京，生活条件逐渐改善。以后的几年内，他除了重温北京地区的名胜古迹外，还去全国多处著名景点旅游采风，拍摄了许多照片。他因陋就简，利用家里窄小房间建起暗室。他照的黑白胶片都是亲自冲洗、放大。为了提高照片的质量，他还自己加以修饰，有时一张作品他要反复多次修饰、放大，以达到精益求精的效果。

蒋先生严于律己，宽容待人，对同事朋友总是和善真诚，遇到不顺心的事从不指责别人。在北京协和医学院工作近40年期间，各科室的医生要出版著作、书籍，或教学、科研中需要绘图、照相时，常常找他帮助。他有求必应，乐于助人，往往亲自制作，保证图片资料质量。

蒋汉澄先生是我国摄影界的老前辈，著名医学摄影和医学绘图家。从1933年至1970年退休，在长达近40年岁月里，他为医学摄影、医学绘图事业殚精竭虑，创建并壮大了中国医学摄影绘图学科，为我国医学科学的发展作出了很大的贡献。

1989年6月22日，蒋汉澄先生在北京协和医院因病逝世，离开了这个曾让他无比眷恋的世界。享年89岁。在追悼会上，中国协和医科大学的领导、中国摄影学会的领导以及生前亲友二百余人前来吊唁。家人遵照他"叶落归根"的遗愿，将他安葬于苏州老家。

（本文作者蒋明女士系蒋汉澄先生女儿）

蒋汉澄先生正在工作中（摄于1936年）

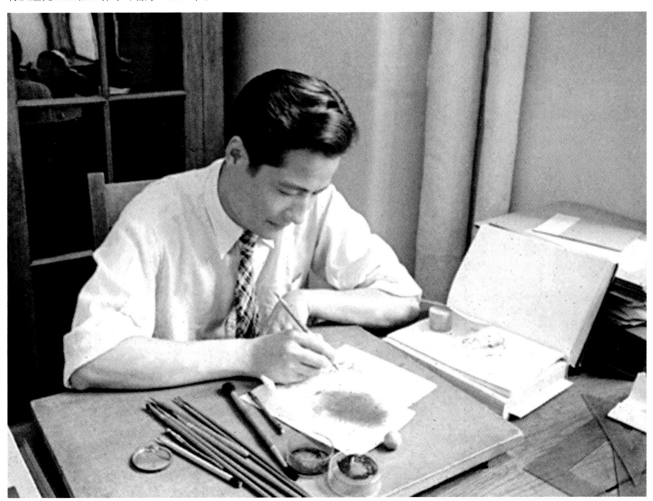

蒋汉澄先生年表

	1900 年	5 月 31 日出生于江苏省吴县(今苏州市)。
	1917 年	在设于苏州的江苏省立第二工业学校毕业。
	1919 年	北方邮电专门学校(今北京交通大学)毕业。当时学校选派赴日本留学,后因患肺结核病而未能成行。
	1920 年	因患肺结核,去庐山养病。
	1921 年	应聘任南方电报局工程师,先后参加嘉兴、杭州、无锡等地的邮电系统的线路建设工程。业余兼职《时代》杂志、《良友》画报和《世界日报》摄影记者。
	1921 年	与许兆蕴女士结婚。
	1924 年	调到北京电报局工作,在华北各地从事邮电线路的建设。兼任北京《世界画刊》编辑,常向《世界画刊》、《晨报》、《良友》画报和《时代》等刊物发表摄影作品。
	1933 年	应聘到北平协和医学院任外科绘图员,开始从事医学照相和医学绘图工作。
	1935 年	北平协和医学院派赴美国约翰霍普金斯(Johns Hopkins)大学医用美术系学习。
	1936 年	美国学习回国后,在北平协和医学院组建医学摄影和医学绘图室,并任主任。

	1942 年	1941 年北平协和医学院因日军侵占而被迫停办。1942 年在北平王府井大街开设"蒋汉澄照相室"。
	1950 年	重回北京协和医学院，任医学照相和绘图室主任。
	1956 年	参加成立《中国摄影学会》筹备工作，同年召开成立大会，当选为常务理事。
	1960 年	当选第二届中国摄影学会常务理事。出席第三届中国文学艺术工作者代表大会。
	1968 年	文革期间被诬为"特务"，关入"牛棚"。
	1968 年	夫人许兆蕴去世。
	1970 年	卫生部批准退休。全家迁居广西桂林。
	1976 年	全家由桂林迁回北京。
	1979 年	出席第四届中国文学艺术工作者代表大会。
	1983 年	被聘为《中国摄影家协会医学摄影组》顾问。
	1984 年	被选为《老年摄影学会》第一届理事会理事。
	1989 年	6 月 22 日，因病在北京逝世，享年 89 岁。

后记

画册编罢，百年风云尽收眼底。掩卷长思，如烟往事历历在目。

蒋汉澄先生是我从青年时代就敬仰的长者、前辈。上世纪八十年代初，我有幸从事过照相——那个时代年轻人羡慕的工作，就听说了蒋汉澄先生，偶尔也会在协和医大四号楼地下室的照相室遇到他——一位谦和的长者。当年用先生一词来称呼人听之还显生僻，但是大家都叫他蒋先生。这个印迹难忘，因为当年协和系统被称为先生的人，今天回忆出的并不多。

三十多年前，正值拨乱反正、否极泰来时期。那时协和系统京内外的各个院所，纷纷或新建或扩大照相室，一大批年轻人来到东单三条九号院、位于四号楼地下室的照相室学习照相技术。算起来，应当是蒋先生的再传弟子了。那时的年轻人，充满了激情和创作欲望。手里有了照相机，加之方便的冲洗条件，各个照相室的同志纷纷参加单位内部的、社会上的摄影展，不少同志已经在摄影界崭露头角小有名气。我那时工作的小报也曾多次辟出专栏刊登他们的作品，并因此与许多同志成了几十年的朋友。

非常荣幸能有机会作蒋先生画册的编辑。其实从承接任务开始即怀有志忐之心、如履薄冰之情，并将视为学习之旅。专家是从专业起步的，但蒋先生并非科班出身，然而仅从画册反映出的成就，即可说他人生璀璨，业绩永存。尤其是他对钟爱的事业终身不离不弃，并伴随着事业的发展步步升华着自己的人生：

当年他在邮电职业之余，成为《良友》、《时代》、《世界》画报的第一代摄影记者；他为了自己钟爱的事业，放弃了邮电工程师——当时人们心目中的金饭碗，来到协和从头做起；太平洋战争爆发协和关门，他在王府井创办"蒋汉澄照相室"。但协和一旦重张，蒋先生立即关掉收入颇丰的照相馆，皈依自己的事业；解放后运动频繁，直至十年"文革"下放广西，他依然照相机不离身，虽九死而不悔。

在中国摄影史、中国医学摄影史的里程碑上，将永远镌刻着他的名字。

编　者
二〇一三年五月

策划：袁钟　责编：汤国星　美编：刘玉刚　装帧设计：倪圣同

图书在版编目（CIP）数据

历史的记忆 / 蒋明编。—北京：中国协和医科大学出版社，2013.3

ISBN 987-7-81136-799-7

Ⅰ.①历… Ⅱ.①蒋… Ⅲ.①医学摄影 Ⅳ.① R445

中国版本图书馆 CIP 数据核字（2013）第 012925 号

历史的记忆

主　　编：蒋　明
责任编辑：汤国星
设　　计：倪圣同

出版发行：**中国协和医科大学出版社**
　　　　　（北京东单三条九号　邮编 100730　电话 010-65260378）
网　　址：www.pumcp.com
经　　销：新华书店总店北京发行所
印　　刷：深圳中华商务安全印务股份有限公司

开　　本：889×1194　1/16 开
印　　张：11.5
字　　数：270 千字
版　　次：2013 年 6 月第 1 版　　2013 年 6 月第 1 次印刷
印　　数：1—1000
定　　价：180.00 元

ISBN978-7-8136-799-7/R·799